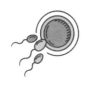

乐孕

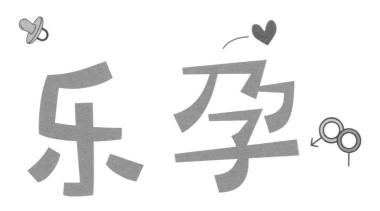

林思宏 / 著

江苏凤凰科学技术出版社

图书在版编目（CIP）数据

乐孕 / 林思宏著. -- 南京：江苏凤凰科学技术出版社，2020.5

ISBN 978-7-5713-0197-2

Ⅰ. ①乐… Ⅱ. ①林… Ⅲ. ①优生优育－基本知识②妊娠期－妇幼保健－基本知识 Ⅳ. ①R169.1②R715.3

中国版本图书馆CIP数据核字(2019)第055513号

乐孕

著　　　者	林思宏
责任编辑	祝　萍
助理编辑	洪　勇
责任校对	杜秋宁
责任监制	方　晨

出版发行	江苏凤凰科学技术出版社
出版社地址	南京市湖南路 1 号 A 楼，邮编：210009
出版社网址	http://www.pspress.cn
印　　刷	广州市新齐彩印刷有限公司

开　　本	880 mm × 1230 mm　　1/32
印　　张	7.75
字　　数	124 000
版　　次	2020 年 5 月第 1 版
印　　次	2020 年 5 月第 1 次印刷

标准书号	ISBN 978-7-5713-0197-2
定　　价	49.80 元

图书如有印装质量问题，可随时向我社出版科调换。

序

相信美好

从事产科工作十几年，接生了数千名的宝宝，我深深觉得，生孩子真的不只是把孩子生出来这么简单。

这几年在禾馨医疗工作，我越来越觉得女性真的非常辛苦，往往生孩子都没有办法顺自己的意思，总是有太多人指点东、指点西，告诉你这个东西不能吃、那个东西不能碰；家里不能装修，怕动到"胎神"；走路运动都不行，不然会早产；路人看到孕妇也特别喜欢凑一句，告诉你肚子尖尖平平是生男还是生女，或者随口一句你肚子看起来很沉，有可能会早产，就把你吓着了……

连选择顺产还是剖宫产，身边10个人就有10种意见，生过的人好像都变成了专家。想顺产嘛，会有长辈、朋友跟你说：剖宫产有多好、多安全；看你平常没运动一定会生得很辛苦；生完伤口会裂到肛门、走路会漏尿、阴道松弛、老公会出轨等。想剖宫产时，就会有另一群长辈、朋友告诉你：从脊椎打麻醉有多糟糕、将来一辈子腰酸背痛、下床走动会有多痛多辛苦，还要插尿管、拔尿管等。对了对了！还要找8个"高人"看时辰，因为差1分钟，宝宝命格就会大不同，你想要你的孩子高人一等、比别人杰出，就要好好听"高人"的指点……

我很想大喊：真的是够了！

怀孕生产真的没有那么多禁忌，医学研究表明：只要是人可以吃的食物，孕妇都可以吃，只有酒精是需要被严格禁止的。还有，减少活动跟卧床对于预防早产有一定作用，但并非是绝对的。除此之外，在台湾，约有1/3的孕妇是剖宫产，2/3是顺产，没有哪一个绝对好、绝对不好。最新的医学文献已告诉我们，要求孕妇绝对采取顺产的态度会令很多新手母亲感到挫败，这项"错误"的指南将会进行彻底的修正，这代表什么？这代表你可以选择你自己想要的任何生产方式，只要医学上确认是安全无虞的就行。

放下吧！好好地放轻松吧！快乐地享受怀孕的过程吧！写这本书只有两个目的，我并不是要宣扬多深奥、多新的医学知识，因为现在的"新"，都会是明天的"旧"。我只希望，第一，大家能做自己身体的主人，不要被似是而非的舆论或谣言误导；第二，我们应该停下脚步来看待怀孕这件事，并不会因为孕妇多吃了一点DHA就会让孩子更聪明，也不会因为少吃了一颗叶酸片或闻到一点油漆味，孩子就会有问题。

我们应该要回归怀孕这件事所带来的美好，你记得第一次看到超声波里心跳在闪的悸动吗？你记得第一次听到胎儿心跳时那种单纯的美好吗？生命是非常神奇的事，你的子宫里可以孕育一个带有老公一半遗传基因的孩子，你还可以与他和平共处，使他不被你强大的免疫系统所排斥、抵抗，并且他的心脏在以你心跳两倍的速度跳动着；让他在羊水里受你保护着，然后手足舞蹈地翻滚着，这实在是非常美妙的事。

还记得，两年多前和一位妈妈相遇，那时她带着检查报告千里迢迢来找我，说她到各大医院检查过，有的权威医生说胎儿脑部有问题，有的医生说没有，希望我帮她看一下。我在门诊检查后，觉得状况应该还好，加上她的羊水芯片检查（染色体微陈列分析）也正常，于是请她思考及决定是否生下孩子。

或许是我的判断给了她信心，这位妈妈来就诊过两次，后来跟我说，听了我的话后她决定放手一搏，给孩子一个机会试试看。

如果以结果论，事实证明我并没有给予正确的诊断。

孩子出生后没有哭，并没有一切正常，其脑部确实有异常，吞咽也有问题。两年多来，经过许多次大大小小的手术，孩子始终没有站起来。待最久的地方是加护病房，最常做的事是抽痰拍痰。我之所以知道，是因为这位妈妈与我一直有联络。虽然每次收到消息，我总是万般不舍，但她始终乐观，鲜少抱怨，积极正面的能量让我十分感动，我每次也都不停地给她加油打气，虽然我知道，孩子就是这样子，可能不会更好了。

不到一年前，这位妈妈突然又出现在我的诊室，她怀孕了！

"这次我只想在你这产检，给你看了！"

"我上次都没有看出来，你怎么还选择相信我？"

"因为只有你让我有信心，让我比较放心！"

她住得很远，一次一次地前来检查，看起来都正常，但因为待她已经像家人，我很难完全保持平常心，每次产检总是对胎儿的脑部多看几眼，希望这次能够确保万无一失。几周前，我帮她进行剖宫产手术，孩子生出来的刹那，我按照惯例直接抱给她看。她突然在产台上哭得很大声，是一种酸到心底的大哭。她说："我等一个会哭的孩子等很久了……"

虽然我在缝合伤口，但眼泪也不禁夺眶而出，原来"会哭"对某些妈妈来说却是一种期待已久的奢侈。

医疗就是这样，没有永远的正确诊断，考试 60 分就及格，而 100 分是大家对医疗的期待，这样的矛盾很难被解释、被理解，但这位母亲做了最好的诠释。

　　许多人问我工作会不会累，是不是这么喜欢赚钱，为什么总是这样没日没夜地工作。或许钱在这些人眼中很重要，是生命的全部，但在我心中，这种相信美好的故事，才是让我一直没日没夜工作的原因。

　　感谢相信我的每一位孕妇及产妇。许多人和我成为很好的朋友及网友，因为你们，让我的职业生涯有更多对生命的认识，看见你们的笑容，也更确立了我的医疗风格，要让你们没有压力地享受怀孕这个美好旅程，然后看到你们从妈妈的女儿变成孩子的妈妈，这个过程挺酷的！就跟你们养大孩子一样，虽然辛苦，却是无法言喻的美好，希望你们都能真切地经历这一段神奇的旅程。

　　祝福每一位期待新生命的母亲、家庭。

禾馨医疗营运长

稳定孕妇内心的一座灯塔

—推荐序—

（前情提要）

之前做了乙型链球菌检查，当天去看检查报告。

思宏：乙型链球菌检查没通过，所以产前 4 小时要打针，约时间来催生吧！

我（震惊）：怎么会这样？

思宏：这算是正常存在的阴道菌种，对妈妈没有危害，只是怕影响小孩，一般打针就好了。

（约好时间催生）

（躺在诊室的床上，我一脸愁容）

思宏：临床上有 20％ 的产妇都有这个问题，不用担心啦。

我：如果我告诉你，我烦恼是因为那个时间我约了种睫毛，你会不会觉得我很没人性。

思宏：对现在的产妇来说，种睫毛和画眼线也很"重要"，那晚几个小时再来吧。

现在知道产妇为何都昧着"良心"叫思宏"金城武"了吧，因为在我们的心中，思宏真的像太阳一样温暖。

怀孕就是一个让再洒脱的女人都会变得紧张兮兮的过程，但思宏就是稳定孕妇内心的一座灯塔，跟他讲完话，一切的担心都会放下，这就是他神秘的力量。除了稳定人心，其实他还有一个"医者父母心"的小心思。孕妇不免会自我厌恶，因为我们行动不便，又丑又胖，所幸无论你体态多巨大，思宏都比你还大，不管怎样跟他合照都显得小鸟依人。其实他本来很瘦的，应该是为了让孕妇看起来瘦，所以才把"寄己（自己）"吃成这样，世上有哪个医生有这种奉献精神？这不是体贴，那什么才是体贴呢？

让他接生更是美妙的人生体验，舒服自在，又有自尊的感觉，用笔墨难以形容。你要让他给你接生一次才会明白，原来生小孩可以如此优雅，如此轻松，还不太痛。我是怀了个假孕吗？怎么刚生完就身强又体壮，气色还这么好？难怪很多人说思宏会让人想再生一胎，想到思宏，想到禾馨，我都想生第三胎了呢！

有些婆婆啊，如果希望媳妇一生再生，就让她去找思宏吧。他就是这么一个让人想一直让他接生的男子啊！

——媳妇灯塔 宅女小红

回想起来，属于我们夫妻的第一次（怀孕），真的很幸运遇见了林医生。记得初次见面，还以为遇到了篮球队的中锋，林医生英俊挺拔，而且身材雄伟，但却有着一颗非常温暖的心。

因为小猪是个很紧张的孕妇，常常碰到小事就要去看医生。但是每次去找林医生，他总是站在孕妇的角度去思考，也很能体谅孕妇的紧张与多虑，总是不厌其烦地用诙谐的语言去解释专业的内容，每次都让小猪非常放心。

他真的是个很温暖的朋友，话语间的暖意让我们在孕期感到非常心安，没有任何恐惧。

这次，他将用书本和大家分享孕期相关知识，这真的是一件很棒的事情。在我们心中，他不只是一个专业的妇产科医生，也是孕妇的心理医生，更是我们的好朋友。

每个孩子都是宝贝，而有他陪伴的日子都是值得我们夫妻一辈子珍藏的记忆。能够遇到他，真的非常幸运。向大家推荐他的新书，绝对是值得收藏的一本宝典。思宏医生，我们都爱你！

—— 彦均哥哥 & 小猪妈咪（哥哥的闲妻日志）

谢谢你和孕妇站在同一阵线

很高兴我选择了林医生接生，这是一个美好的经历。从怀孕到生产，林医生总是跟孕妇站在同一阵线上，满怀同理心，为孕妇们着想，而且看诊时幽默风趣又不失专业水准，有效缓解了新手爸妈们的紧张情绪。

林思宏医生，谢谢你！下一胎也要麻烦你哦！

——勇闯宝宝界 陈小蓝

生孩子也可以很优雅

有快乐的妈妈，才有快乐的宝宝，这是我深信不疑的理念。当我知道自己怀孕的时候，抱着忐忑不安的心情去做产检。可能上辈子烧了好香或拯救了世界，我碰到一位幽默又风趣，而且对孕妇超级好的医生，就是在医疗圈中号称"金城武"的林思宏院长。

林医生从来不禁止我吃任何食物，也不会禁止我做任何我想做的事情（笑），让我在孕期能保持好心情，真的是功不可没！每次产检时，最期待的就是听到林医生爽朗的笑声，然后跟我说："宝宝很好，下次见。"不过最厉害的是他让我在剖宫产手术后，不到24小时就可以下床照顾宝宝，这种"神刀"技术真的是无人能及。其实，在讨论生产计划时，我说我最怕痛，可不可以让我在剖宫产前后都感觉不到痛。林医生很爽朗地跟我说了句"没问题"。但当时，其实我心里还是很害怕……可是术后，除了伤口移动时的拉扯疼痛之外，其他真的没什么不舒服（竖起大拇指），反而是喂奶不顺的疼痛和乳腺炎，让我大哭了三四次！

真的不禁要说，好的妇产科医生真的可以让你生孩子也很优雅。如果再次怀孕，一定还要找林医生，只有他才能让我既安心又放心地当个快乐孕妇。

——时尚美妆博客、畅销书作家　爱爱Love

怀孕，是一件快乐的事

从思宏当住院医生开始，我们认识也超过 10 年了。在这不算短的时间当中，我见证了他的成长，当然包括他的体重，几乎增加了一倍呢。

嗯嗯，好，今天不谈这个。

一个医生的培养教育是非常不容易的，时间冗长不论，最重要的是必须持续保持对这个行业的热情。即便在医疗大环境越来越险峻，越来越多年轻人逃离这个战场的时候，还愿意坚持下来并持续投入极度的热情，并且不断地精进自己，吸收新的知识，基本上就很"催泪"了。更难得的是，他还拥有了超越常人的卓越天赋与人格魅力。我必须很庆幸地说，他是我的伙伴，真是令人松了好大一口气呀！

顽强、不轻易放弃与乐观开朗，这两种看似有些矛盾的特质，却在我们思宏哥身上不间断地、神奇地同时出现。

其实我最近有点抗拒在他隔壁房间一起出门诊，但偏偏我跟他的门诊时间有很多是重叠的，这算是命运的捉弄吧。毕竟我们两个人门诊人数都有点多，门诊时间碰在一起，就把现场搞得像菜市场，实在是恼人。而且在他隔壁，常常会突然传来没来由的大笑声，这实在让我很困扰，有时还真有股冲动想找环保局来开他噪音罚单呢！

怀孕，是一件快乐的事，真的。但经常性的，一些没来由的奇怪习俗与禁忌常常把孕妇搞得神经兮兮的，就让我们来听听思宏医生怎么说吧。

——慧智基因及禾馨医疗执行长　苏怡宁

CONTENS

目录

18   给老公（猪队友）的一封信

21   给爷爷奶奶、外公外婆的一封信

CHAPTER 1
新手妈妈别紧张　　23

24   01 大医院和小诊所的抉择

27   02 预产期推算比你想象中重要

30   03 吃了药、喝了酒，才发现怀孕了……

33   04 孕妇饮食与营养品进补指南

36   05 吃了维生素 A、维生素 B、维生素 C，别忘了维生素 D

39   06 恼人的孕吐

42   07 腰酸、小腿抽筋、水肿、便秘及痔疮不要来

45   08 善用托腹带减轻孕期负担

47   09 感觉缺氧、呼吸不到空气的时候……

50   10 孕期分泌物增多很正常

52   11 妊娠纹的美丽与哀愁

55   12 孕期不可不知的用药守则

58   13 孕期体重管理，营养比数字更重要

62   14 胎儿才不是越大越好

65　15 数胎动，太多总比太少好

68　16 咦？胎儿打嗝了

71　17 胎儿的听觉、触觉和视觉

74　18 辐射、电磁波不要来

77　19 别小看情绪和压力对胎儿的影响

CHAPTER 2
孕妇哪有那么多禁忌　　83

84　01 写在前面，关于禁忌你应该知道的是……

87　02 到底什么不能吃？什么吃了会流产？

90　03 孕期可以吃甜食吗？妊娠糖尿病会不会影响胎儿健康？

92　04 怀孕期间吃虾蟹、吃冰容易生出过敏儿吗？

95　05 孕妇不能运动吗？

98　06 半蹲和搬重物容易导致流产吗？

100　07 孕妇不可以拔牙？牙痛怎么办？

103　08 怀孕期间可以有性行为吗？要戴避孕套吗？

105　09 怀孕后泡温泉很危险吗？

107　10 孕妇按摩会伤到胎儿吗？

110　11 孕期不能养宠物吗？

112　12 怀孕后不能接种疫苗吗？

115　13 孕妇坐飞机会引发早产吗？

118　14 胎儿的头太大、妈妈太娇小，会生不出来吗？

122　15 写在之后，真正的禁忌是……

目录

CHAPTER 3

医生，我有特殊问题　　125

126　　01 孕期皮肤发痒怎么办？

129　　02 天啊，出血了！

133　　03 宫缩好厉害，是不是要生了？

137　　04 感觉不对劲就得吃安胎药吗？

139　　05 孕期健康检查异常怎么办？

142　　06 什么是子痫前症？

145　　07 子宫肌瘤会影响胎儿吗？

148　　08 高龄产妇风险高吗？

151　　09 怀双胞胎需要注意什么？

154　　10 胎位不正怎么办？

158　　11 如果新生儿早产，就得住保温箱吗？

161　　12 给曾经流产的你

CHAPTER 4

好的产检真的很不一样　　165

166　　01 产检就是这么重要

171　　02 关于羊膜穿刺，你应该知道的事

174　　03 晶片式全基因体定量分析

177　　04 脊髓性肌肉萎缩症基因筛查

180　　05 高层次超声波

184　　06 胎盘功能检查——子痫前症风险评估

乐孕

187　07 妊娠糖尿病筛查

189　08 乙型链球菌筛查

CHAPTER 5
关于分娩，和孩子的第一次见面　　191

192　01 孕期 37 周后的哺乳准备

195　02 顺产还是剖宫产？以人为本最好

199　03 腹膜外剖宫产 vs 传统剖宫产

203　04 剖宫产该看的时辰是……

206　05 人性化生产

209　06 产兆来了

212　07 分娩的过程

215　08 无痛分娩，让产程美好一点

218　09 给老公的陪产心灵须知

222　10 要不要催生？

225　11 会阴侧切其实没那么可怕

228　12 嗨！宝宝！关于新生儿

233　13 新生儿之外，产妇的产后并发症

237　后记　一胎的医生，一生的朋友

附录
孕期疑思 50 问　　240

[注]本书为台湾引进版图书，书中涉及的产检项目和产检技术均适用于台湾，仅供参考。

你是幸福的，因为你找到了一位愿意为你生孩子的另一半。

怀孕中的女人是一种很奇妙的生物，初期会因为体内激素的变化而感到恶心想吐，看到食物也没有任何食欲。依我的经验，在华人世界，几乎所有孕早期女性都选择沉默，不告诉任何人她怀孕的消息，但是又渴望别人能体谅她怀孕的不适感，这个时候，你就是她唯一可以倾诉的对象。

怀孕中期开始身体舒服了一些，吃得下东西、喝得下饮料，她也开始希望大家知道她是一位孕妇，但又不希望大家给她太多意见，只想得到祝福以及赞美："哇，怎么完全看不出来！"常常期待别人给她让座，却又怕别人让座给她是因为她看起来很胖。这些矛盾心理和内心的小剧场其实就是孕妇心情不好最主要的原因。

怀孕后期，因为肚子里的孩子越来越大，顶住胃部，会出现胃食管反流、下肢水肿、手麻、浑身不舒服等症状，但她又很怕照镜子，怕看到自己臃肿的模样。如果肚皮上开始有妊娠纹出现，那她心情会更差。

那么，你的角色出现了。

这时候，你是太太最好的依靠，她需要你的体谅，需要你的同理心，有时其他人再多的安慰鼓励都抵不上你一句话，就一句话可以让她开心好一阵子。怀孕不是生病，但是因为短时间内身体产生了巨大变化，会有很多的生理状况需要调适，当然心理的状况更需要调节。所以身为"队友"的你，我建议要用同理心及幽默感来陪伴你的太太，一起度过你们人生中最大的转变期。

工作再忙也要挪出时间陪她一起散散步，如果能够陪同太太一起产检，去参加很多的孕妇培训课是再好不过的事。

一起去选购孩子的东西吧！如果太太有想法，你就完全尊重她的选择。如果她没有想法，希望你帮忙出点主意，这时你千万不要说"都可以"，这样感觉你一点贡献都没有，一定要赶紧给些意见，并且要说出为什么你会做这样的选择，这样，太太才会高兴。

一起感受胎动吧！对肚子里的孩子讲讲话，有时孩子的一点反应，带给你们的兴奋感会是前所未有的。选择顺产时，希望你能够陪产，因为她用力分娩时你的陪伴，以及孩子出生后的甜蜜时光，是你们在那个当下独有的权利，也是最真实、最没有掩饰的感动。

身为男人，你可能永远无法体会女人生孩子所带来的恐惧及疼痛。据统计资料指出，男人能够感受到的最痛的痛是输尿管结石，而生孩子的痛比结石疼痛更高出好几倍。简单举一个例子好了，生小孩就好像在你的鼻孔塞进一颗橘子，然后告诉你："我有帮你打麻醉，所以塞了一颗橘子也不要怕。"是不是觉得好像荒谬到一点说服力也没有？对！没错！就是这种感觉，虽然现在无痛分娩的技术一直在进步，但对于生产的不确定性，以及何时会有生产先兆，其实还是无法掌握的，而这种不

的不确定性，以及何时会有生产先兆，其实还是无法掌握的，而这种不确定的感觉就是令你太太恐惧担心的最大原因。

所以，尽量多一分关心、多一分体谅，少一分抱怨、少一分不在意。我相信，整个孕期会是你们的二次蜜月，将来也会有更多跟你们孩子分享的感动，祝福你们。

禾馨医疗营运长

给爷爷奶奶、外公外婆的一封信

恭喜你们，即将成为爷爷奶奶或外公外婆，我相信你们一定满心期待宝贝孙子、孙女的到来，我跟你们一样。你们一定很希望怀孕的女儿、媳妇和孙子、孙女健健康康，那我的建议是，不要主动地给她太多意见及压力，除非她来询问你们。

因为我是你们女儿、媳妇的医生，我比你们更怕她及她肚子里的孩子出现问题，所以请相信我，请相信每一位受过专业医疗训练的医生，我们一定比你们在医疗上更专业、更有经验，不会做任何可能伤害你女儿、媳妇及孙子、孙女的事。

你们知道吗？超声波在 20 世纪中后期才开始应用于临床医学，而在 2000 年之后，影像才开始更清晰，且有 3D、4D 的技术出现。在你们产检的时代，超声检查并不普遍，甚至没有，有时只是单纯靠产科医生或产婆的徒手触摸，就连生男、生女也是孩子出生了才知道。所以生下来的孩子如果有问题，当时的人会去检讨孕期出了什么问题、做了什么错事，所以才会有怀孕不能拿剪刀、怀孕不能钉钉子、怀孕不能手举高等荒谬理论的出现并流传下来。您身为一位明理的长者、智者，应该要了解现今是 2019 年，我们可以通过基因检测排除许多先天的疾病，可以通过清楚的超声检查让你们女儿、媳妇肚子里的孙子、孙女一目了然，当然剪刀用再多也不会有问题。

而且，最好的关心是不要给予年轻人压力，就让他们自己去选择如何面对他们第一个孩子及整个孕程吧！让他们自己选择并学会如何当父母。因为你们没有办法一辈子帮孩子决定所有事，总有一天要选择放手，所以请让他们没有压力地面对怀孕的过程，甚至无知都没有关系，因为跌跌撞撞地长大也是一种历练。

最后，即便是在产前检查这么进步的 2019 年，生男、生女还是没有办法加以自主选择，一切都是由精子决定，在 Y 染色体或 X 染色体进入卵子形成受精卵时就已经决定是男是女了，跟女儿、媳妇一点关系都没有。另外，还是有很多疾病或器官是没有办法检查的，就像视力，我们必须通过视力表才能够进行检查；智力，我们必须进行智力测验才有办法知道结果。所以如果有一天，在孙子、孙女成长的过程中出现一些突发状况，并不一定是产检漏看了，或在怀孕的过程中，女儿、媳妇做了什么错事或者误食什么东西，有时候没有原因也是一种原因。不要给他们太大的压力才是最好的，她们心情好，才会有机会孕育健康的下一代。

尊重每个人选择的权利，安静的陪伴及鼓励就是最强大的支持。

禾馨医疗营运长　林思宏

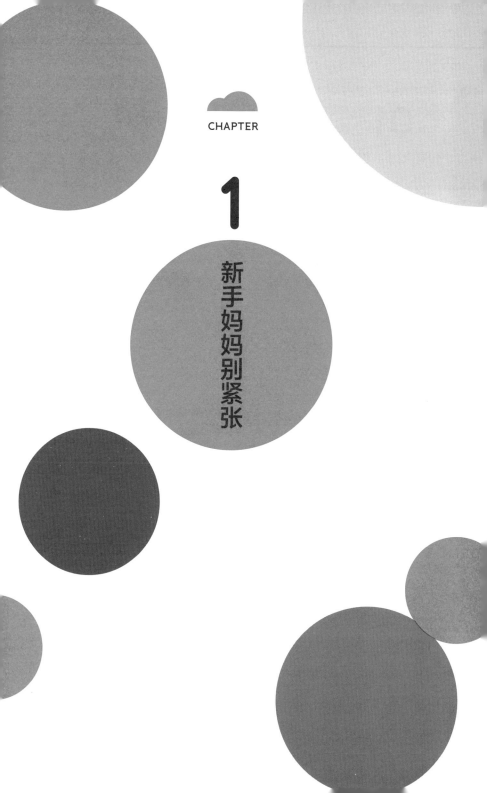

CHAPTER

1

新手妈妈别紧张

01 大医院和小诊所的抉择

诊间对话

勤劳妇："医生，我觉得我根本就是你的铁粉，每次都翻山越岭来产检。"

淡定林："什么？你走路过来的吗？"

勤劳妇："不是啦，我家住超远的，每次过来，开车都要一个半小时。"

淡定林："你也太勤劳了……我好感动喔！"

勤劳妇："还没怀孕时我就立志一定要来你这里生小孩啊！"

▶ 思宏的 OS ◀

　　生产是一个很自然的过程，不需要太迷信大医院，选择专业的、自己信赖的医生最重要，方便就好！

每个女性得知怀孕都超高兴，接下来呢，就开始有一连串问号接踵而至，通常第一个问题就是："什么时候该去妇产科？去大医院还是诊所好？"

当孕妇得知怀孕后，从最后一次月经第一天的后 35 ~ 40 天（也就是怀孕 5 ~ 6 周）就可以到妇产科"报到"了。我知道你接下来一定会开始苦恼到哪里就诊，除非你怀上双胞胎，或是有前置胎盘、高血压及糖尿病等高风险妊娠疾病，否则一般情况下，就近找方便的医院或诊所就好，因为生产是一件再自然不过的事，不需要过度迷信大医院。

如果你家附近有好几家诊所，让你的选择困难症又犯了，那就选择分娩接诊数量多的吧，道理很简单，比较多人选择意味着院方经验也更丰富。就像当你想吃饭时，眼前有两间面店，一间大排长龙，一间老板闲到在赶苍蝇，你肯定会觉得生意好的那间比较好吃，对吧？

其实，诊所的专业度及经验未必比大医院差，两者最大的差别在于，医院有其他科别支援，如果生产中出现其他状况，有该领域的医护人员可以及时处理。

听我这么一讲，你是不是觉得好像还是该选择大医院？但这种状况就类似你去参加马拉松比赛，旁边有医疗人员守着，可能有99%的概率，你都不会需要医疗人员，但有他们在，你就会莫名心安，说穿了就是感觉问题。

其实诊所也有很多好处，譬如检查、挂号、付费等不用柜台一换再换，方便性、普及性更高，甚至能够提供比大医院更细致、更贴近人心的检查及服务，许多妇产专科的诊所还有提供定制化的医疗 APP 服务，这些都是很多大医院所没有的。

再说，目前医疗院所分为四级，依序为医学中心、区域医院、地方医院和诊所，在国外的分级制度中，"生产"并不是被划分在必须到医学中心的级别，所以只要你不是高风险孕妇，找方便的医疗院所产检即可，否则做个产检还得舟车劳顿，想想就觉得累。怀孕已经很累了，尽可能让自己轻松一点吧。

近年来生产技术已经越来越高，大家也对浪费医疗资源的状况略有所闻，所以别一怀孕就急着往大医院跑，仔细地倾听自己心里的声音，选择一个适合你自己的医生比什么都重要，信任感一旦建立，你与医生的缘分就不会断了！

如此，医疗界也才能真正落实转诊制度，妥善运用资源照顾到每个需要积极治疗或是需要跨科别治疗的孕妇。如果大家都有这个观念，相信我国的母婴医疗环境会更好。

O2 预产期推算比你想象中重要

淡定林："哇，听到宝宝心跳了，预产期就是在 8 月哦。"

天真妇："8 月！所以我会早产吗？这样会不会影响到宝宝？"

淡定林："没有啊，为什么会早产？"

天真妇："怀胎不是要 10 个月吗？ 8 月生的话没有满 10 个月啊！"

淡定林："其实，怀胎本来就不用 10 个月啊。"

▶ 思宏的 OS ◀

只要预产期抓得准，预产期前 7 天至预产期后 3 天都是正常的生产时间，不一定会在预产期当天生产。

什么时候能够迎接小生命，是大多数准爸妈最关心的问题。预产期不仅能推算胎儿何时出生，同时也会影响到孕妇在哪个阶段该做什么产检，是非常重要的推算。

那么，预产期究竟该怎么算？

一般来说，怀孕天数是 280 天，也就是 40 周，所以只要将怀孕前最后一次生理期的第一天加上 279 天，就能推算出预产期。

至于常见的"+ 9 + 7"这个算法呢，就是说假设你怀孕前最后一次生理期第一天是 2 月 1 号，2 + 9、1 + 7 之后就会得到 11 月 8 号这个预产期，不过这个算法只适用于月经 28 天一次、生理期规律的女性。况且月份有大月、小月之分，所以这个算法也只是参考用，未必准确。

你一定会想问，那月经不规律的人怎么算？这就必须交给专业的医生，在 8 ~ 12 周内通过超声检查评估胎儿大小来校正预产期。

说来很奇妙，即使现在每个人高矮胖瘦都不一样，但在 12 周前，每个胎儿随着周数不同，身体一般都会长到固定大小。比如说，不论之后的体形如何，10 周的胎儿身长就是 3.5 厘米，11 周就是 4.5 厘米。

所以，医生会从胎儿大小判断怀孕周数，进而推断预产期，这是妇产科医生的一项重要责任，因为能够精准校正预产期，才能让产检发挥最大作用。

为什么我会这样说呢？

就拿第一孕期唐氏筛查胎儿颈部透明带检查为例，基本上孕 8 ~ 14 周都适合进行这项产检，但最好的时机则是在 12 周。也就是说，假如预产期抓不准，孕妇很可能就不能在最恰当的时机接受该阶段的检查。

不过，预产期抓得准，不代表你一定会在那一天生，最有可能的生产日期会落在预产期前 7 天至后 3 天，大概会有 70% 的孕妇会在预产期前生产，真的在预产期当天生产的顶多占 10%，所以也不用认定孩子一定是在预产期当天出来。

另外，我相信有很多女性不知道胎儿周数究竟怎么算，为什么即使很快就发现怀孕，胎儿却已经 4 周了？

这是因为怀孕周数是从孕前最后一次月经的第一天开始计算，但胎儿并不是在第一天受孕，如果月经周期规律，受精日应该是在排卵日前后，也就是周期的第 14 天左右。就周数计算的方式来看，即使是在排卵日当天受孕，而你在下一个月月经没来的第一天就用验孕棒验出两条线，等于已经怀孕 4 周。简单来说，胎儿实际的受孕周数会少 2 周。

所以，大家不要再被"怀胎十月"这四个字弄混了，怀胎根本不需要 10 个月，实际上只有 9 个月又 1 周（40 周）。然后再想想，其实实际怀胎到生产也没想象中那么久，毕竟一验出来就已经怀孕 4 周了。这样想，会不会让你更珍惜怀孕的时光？

目前对"足月"的定义是 37 ~ 42 周间生产都算正常，只要预产期抓得准，过了当天还没生产的概率就会大幅下降；至于希望剖宫产的孕妇，选择在预产期前 10 ~ 14 天内进行剖宫产，是最佳的时机。

03

吃了药、喝了酒，
才发现怀孕了

焦虑妇："医生，我在不知道自己怀孕的时候吃了感冒药，怎么办？"

淡定林："基本上不会造成太大影响。"

焦虑妇："可是我还有吃止痛药，怎么办？"

淡定林："胎儿应该不会有问题。"

焦虑妇："医生，你可以给我明确一点的答案吗？"

▶ **思宏的 OS** ◀

还不知道怀孕时，不小心喝了点酒或吃了点药物，基本上不用太紧张，反而是知道怀孕后就千万别再碰烟酒了，如果需要用药，也得按照医生的指示！

如果你去问任何一个妇产科医生："不知道怀孕时吃了感冒药，怎么办？"我相信大家的答案都一样，"基本上不会造成太大影响""应该不会有问题"，听起来模棱两可，但这真的是医生能给出的最贴切的答案。

因为根据研究，胚胎发育期是在怀孕 8 ～ 13 周，这时候服用药物要格外小心，但是常见的感冒药、止痛药基本上对胎儿不会造成太大影响。

要注意的是，假如孕妇有持续服用安眠药、某些抗生素（例如四环素），或者精神疾病（例如癫痫）的药物，便有可能影响胎儿发育。平常若有服用这些药物的习惯，我建议一旦有了怀孕计划，便要开始调整药物。

一般来说，孕期用药可分为五级，分别是 A、B、C、D、X，A 级为安全用药，B 级多半不用太担心，以此类推，X 级药物基本上不适合孕期。但是，这个分级表只是临床上参考使用，目前大部分的药物都还没有定论，不能确定会不会对胎儿造成影响，坦白说就是"没有哪些药物一定不能用"。

不过我也发现一个很有趣的现象，大多数孕妇吃了西药后紧张兮兮，对于中药反而没什么疑虑。我还是要提醒大家，中药也是药，一定要慎选合格的中医，不要掉以轻心。

至于还不知道怀孕时喝了酒该怎么办，先不用过度紧张，只要你不是大量酗酒，基本上不会有什么影响。

但请先冷静一下，别想立刻去开红酒庆祝，孕期最好还是不要喝酒。我知道怀孕压力很大，难免想把自己灌醉缓解压力，但为了胎儿健康，这种事还是等到生了以后再说吧（可能还要等到哺乳阶段过后）。

除了吃药、喝酒之外，还需要注意的是抽烟。即使是在怀孕前才有抽烟习惯，怀孕后一根烟也不抽，仍然会对孕期产生影响。因为有烟瘾的女性血管功能较弱，肺活量下降，胎盘功能也会比较差，当然就会影响到胎儿。所以，如果计划怀孕，建议把烟戒了吧，对孕妇和胎儿都有好处。

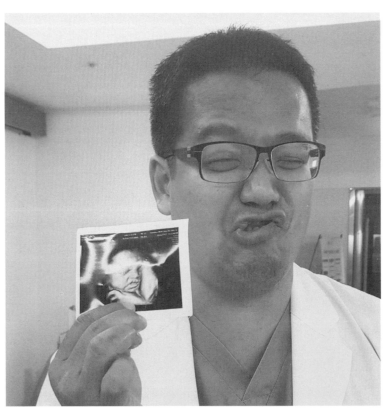

● 妈咪，千万不要抽烟喝酒哦，否则我在你肚子里会不舒服的！

04 孕妇饮食与
营养品进补指南

夸张妇："医生，我带了平常在吃的营养品过来，你可以帮我看看有没有问题吗？"

淡定林："好啊。"

夸张妇（开始掏包包）："这是复合维生素、鱼油、钙片、补铁的、珍珠粉、益生菌……啊，还有这是妊娠霜，一瓶是油、一瓶是乳液。这些都 OK 吗？"

淡定林："OK 啊，但我有一个问题……你是哆啦 A 梦吗？包包里到底塞了多少东西啊？"

▶ **思宏的 OS** ◀

说实话，怀孕不用过度进补，因为即使不进补，孩子也会长大。除了营养品的补充，孕期更应该在乎有没有适量运动，才能改善身体状况。

怀孕初期激素水平比较不稳定，尤其在 9 ~ 10 周，激素变化最剧烈，孕妇常常出现食欲不佳、孕吐等现象，因此饮食方面应以"能吃就好"为目标，轻松选择想吃的食物即可。

到了怀孕中期，可以多补充蛋白质，包括奶、蛋、富含 DHA（有助于胎儿脑部发育）的鱼肉、瘦肉、豆浆，以及可补充钙质的芝士、芝麻、海带等，都对胎儿的发育有帮助。另外，通常素食者会较缺乏维生素 B_{12}，可以适时服用复合维生素来补充。

怀孕后期的饮食跟怀孕中期一样，吃过多通常都是胖在妈妈身上，不过因为怀孕后期容易水肿、便秘，可以多摄取蔬菜水果，例如橘子、猕猴桃、苹果、番石榴、火龙果等，但是切记要吃原型水果，少喝果汁，毕竟干了 1 杯柳丁汁，可能就等于摄入了 7 颗柳丁的糖分。

孕期可以依照美国孕妇协会提供的方法，将一餐视为一个切成四等份的圆盘，包括 1/4 主食（饭、面）、1/4 主菜（鱼、肉）、1/2 的蔬菜水果和牛奶，这就是健康又营养的菜单。

怀孕前有在吃的食物，孕期都还可以继续吃，如果担心胖太多，就维持跟孕前同样的食量，不用刻意进补或多吃。

当然除了平常饮食，很多孕妇会开始摄入营养保健食品或进补，那么孕期究竟该补充哪些呢？

由于现在大家外食比例高，很难做到饮食营养均衡，所以我会建议补充复合维生素；加上外食比较少吃到新鲜鱼类，可以通过鱼油、藻油摄取 DHA，有助于胎儿脑部发育；此外，怀孕至 32 ~ 33 周便可以开始补充卵磷脂，有助于通畅乳腺。有些网络文章说鱼油富含有 EPA，容易导致产后大出血，这完全是谬论，鱼油中的 EPA 的确有微量抗凝血的作用，但是它绝对不会造成产后大出血，请各位孕妇安心服用。

现在很流行喝滴鸡精、燕窝，我也不反对，这些都算是功能性食品，虽然尚未证实具有疗效，但滴鸡精无油、高蛋白，燕窝则是富含胶原蛋白，吃了当然没问题，只是钱包会痛而已。

我时常看到很多孕妇一天要吃的营养品多达七八种，还不包含擦的、抹的，至于你担心吃太多营养品会造成负担，基本上只要它的成分没有污染物、品质良好，吃太多也不会怎样，顶多就是代谢掉而已。太油、太甜的食物才会给身体造成负担，如果你一口气吃3个甜甜圈，才要担心它们对身体造成负担吧。

琳琅满目的营养品，的确是胎儿营养来源的重要一环，但不代表你摄取了维生素，就能肆无忌惮地瘫在沙发上了。我要强调的是，不要只在乎吃多少营养品，怀孕是一段"长期抗战"的过程，你更应注意的是自己的身体状况。运动在怀孕过程中扮演很重要的角色，多做一些核心肌群运动或有氧运动，如游泳、快走、瑜伽等，都可以增加肌肉的弹性、延展性与耐力，才能够支撑你健康度过孕期。

05 吃了维生素 A、维生素 B、维生素 C，别忘了维生素 D

焦虑妇："医生，我有在吃叶酸片，这样应该就足够了吧？"

淡定林："也可以多摄取维生素 D 哟！"

焦虑妇："可是我讨厌晒太阳！好热！"

淡定林："我叫你用吃的啊，没有叫你晒太阳……"

▶ **思宏的 OS** ◀

　　维生素 D 是非常重要却常被忽略的营养素，孕妇一定要多多补充！建议每天补充 1000 ～ 2000IU。

不夸张，我看过很多孕妇每天必吃的营养品少说七八种，吃这些当然没问题，但重点是孕妇得了解自己究竟吃了什么。吃下去后，又能起什么实质的作用。

最常见的例子是，大多数人都知道孕期要补充叶酸，事实上台湾孕妇缺乏叶酸的比例仅有3%，可是女性缺乏维生素D的比例竟高达98%。原因很简单，许多台湾女性视太阳公公为仇人（笑），超级重视防晒，怀孕后又不爱运动，加上没有特别补充维生素D，身体当然就缺乏了。

维生素D是非常重要却常常被忽略的营养素，作用不只是大家熟知的强化骨骼，对一般人来说，维生素D与自身免疫疾病、癌症、心脏病以及神经传导、骨骼健康息息相关。而对孕妇来说，缺乏维生素D，与许多严重的产科并发症有绝对的关系，包括早产、流产、妊娠糖尿病、子痫前症、胎儿过小等。

其中，流产的原因虽然有很多，但本身有自身免疫疾病的孕妇是发生流产的高危人群。所以曾因自身免疫疾病饱受流产之苦的孕妇，更加应该要多补充维生素D，让孕期更顺利。

维生素D要如何补充？首先了解一下，维生素的定义是"一种少量的营养素，而且人体无法自行合成，一定要通过外在途径来补充"。很奇妙的是，当阳光照射到人的皮肤上，人体便会自行产生维生素D。一般来说，要照射到正午的阳光，而且不能采取任何防晒措施晒10～15分钟，人体才能真正自行产生维生素D。

看到这里，大多数的女性可能已经开始哇哇叫，毕竟正午不擦防晒霜在户外晒太阳，根本就是"自杀式"行为，那么就改用口服维生素D吧，同样对健康有益。而且有吃复合维生素习惯的孕妇，建议还是要额外补充，因为复合维生素当中的维生素D的量并不够。

我强烈建议孕妇们先去检查自己的维生素 D 数值，若数值大于 30 则代表正常，建议一天补充 400IU（International Unit，国际单位）；若数值为 15 ~ 30，则代表轻度缺乏，建议一天补充 1000IU；若数值小于 15，则是严重缺乏，建议一天补充 2000IU 以上。

如果你不知道自己的数值，或是不用验也大概知道自己肯定缺乏，那请直接去购买维生素 D（胶囊或油滴剂皆可），按照建议剂量吃完，这样你身体的维生素 D 数值一般就会趋于正常。

孕期正视补充维生素 D 的重要性，绝对有益于你和胎儿的健康！

06 悩人的孕吐

焦虑妇："医生，我最近已经不太会想吐了。"

淡定林："那很好啊，之前不是吐得很痛苦吗？"

焦虑妇："可是没吐之后反而好焦虑哦。"

淡定林："为什么？"

焦虑妇："因为这样好像感觉不到宝宝的存在啊！"

▶ **思宏的 OS** ◀

　　孕吐是非常正常的现象，感觉辛苦的孕妇可以吃一些食物来缓解症状。

怀孕第 6 ~ 12 周，对很多孕妇来说是"害喜地狱"，以前觉得香喷喷的盐酥鸡，现在闻起来变得好恶心，其实这是因为体内 HCG 水平升高，还有怀孕时激素的变化，造成肠胃蠕动变慢，所以容易想吐。这种症状通常在 8 ~ 10 周最明显，到 12 周以后便会缓解，这时候胎儿基本上很稳定了，假如没有出血，都可以不必太操心。

激素变化造成的孕吐是非常正常的，只能面对它、接受它，过一阵子才能放下它。我要强调的是，这时想吃什么就可以吃，以吃得下为主，但"可以吃"不代表激素不变化了，如果真的不太舒服，可以喝点苏打水缓解孕吐症状。

至于为什么有人说孕妇都爱吃酸的，这是因为酸味可以缓解想吐的感觉，例如可以适时吃点柠檬、梅子、菠萝、果醋饮料等，或者泰式料理，这些都是没问题的，能让你舒服一点。

怀孕期间，很多人会突然害怕某些味道，或者对一些气味变得很敏感，这时可以喝点姜丝汤，或是吃姜片，毕竟姜本来就具有去腥的作用。此外，补充维生素 B_6 同样能缓解恶心的症状。

如果真的吐得很不舒服，请求助医生，医生可能会给你开抗组胺药，或是止吐药，这些药品都已被证实对胎儿不会有影响，请安心服用。

虽然孕吐是再正常不过的现象，但有些人吐得太严重，会在尿液中检验出酮体，那代表你的身体水分不够，导致开始代谢蛋白质。当你身体出现这么严重的脱水现象时，就有住院的必要。每个人对于"严重"的定义不同，不一定要到症状多剧烈才就医。假如真的觉得不舒服，就赶紧向医生咨询吧！

怀孕真的是一件矛盾至极的事，孕吐得昏天暗地，这么痛苦的感觉却是胎儿存在的证明；等过了12周突然不吐了，你又会开始胡思乱想：
"宝宝会不会突然停止心跳？"

而且，通常胎动会在18周之后才出现，所以12～18周的空当，既
不想吐又感受不到胎动，总让孕妇很焦虑，好不容易等到开始感觉到胎
动了，又开始紧张兮兮地数胎动。

其实每个孕期都有不同担心的点，可是担心有什么用呢？只要产检
时没问题，无论是在哪个孕期，轻松面对都是对孕妇和胎儿最棒的方式，
放下心吧！

07 腰酸、小腿抽筋、水肿、便秘及痔疮不要来

焦虑妇："医生，我便秘好严重，好几天没上厕所了，超痛苦。"

淡定林："有摄取膳食纤维或优酪乳之类的吗？"

焦虑妇："有啊，但还是没用，一样解不出来。"

淡定林："状况这么严重，可以考虑吃药哦。"

焦虑妇："我不敢吃，怕对宝宝不好。"

▶ **思宏的 OS** ◀

如果尝试了各种方法，到怀孕后期身体的不适感还是很严重，就依照医生指示吃药吧，可别硬撑着不吃药，整天唉声叹气对胎儿更不好啊！

由于身体及激素的变化，怀孕时常出现腰酸、小腿抽筋、水肿、便秘及痔疮等恼人问题，真的很难完全避免，但孕妇还是可以善用一些方式减缓症状哦！

●腰酸：挺着大肚子，容易腰酸是正常的，希望改善腰酸，最重要的是让背部获得充分休息。除了平时可以使用托腹带减轻负担，睡觉也是背部放松的最佳时机。孕妇由于肚子凸出，导致腰部会拱起来，很难入眠，所以床垫的选择显得非常重要。或者将脚垫高，让背部能够完全贴合在床上获得充分休息，都能够改善睡眠质量。

●小腿抽筋：抽筋是由于肌肉突然收缩、痉挛造成的，孕妇常常因为孕期容易水肿，或缺乏钙质，或是天气冷导致肌肉突然收缩，进而压迫到血管，便发生抽筋的状况。

所以，除了注意保暖之外，最好的方式就是多运动，增强血液循环，还可适量补充维生素 D 和钙，都能减少抽筋的发生。

●水肿：孕期时常缺少水分又容易水肿，除了多喝水及抬腿舒缓外，孕妇也可以吃点利尿的食物，例如木瓜、丝瓜、高丽菜、白菜、黑豆水、玉米须茶等，都有助于消除水肿。

而且老实说，想消除水肿，寻求中医治疗也是个好方法，毕竟西医只有利尿剂能开给你吃。假如水肿状况真的很严重，不妨求助于专业的中医，中药或许可以起到意想不到的消肿效果。

●便秘与痔疮：怀孕会造成胃肠蠕动变慢，导致便秘的发生。想要避免这个情况，除了摄取大量膳食纤维之外，如果是消化不良引起的便秘，建议可以吃消化酶、原味酸奶（有些酸奶含糖量多得可怕，一定要慎选）、益生菌等来改善胃肠道功能。

需要注意的是，有些孕妇在孕前可能是吃完就拉、怎么吃都吃不胖的体质，虽然吃不胖令人"羡慕嫉妒恨"，但这其实代表身体的消化功能有问题。一旦怀孕，胃肠蠕动变慢，加上消化功能本来就不佳，反而更容易出现严重便秘。所以，强烈建议有备孕计划的女性要先调理好胃肠道，否则孕期的便秘问题会非常折磨人。

调理胃肠道之所以非常重要的另一个原因，是如果胃肠不好造成便秘，又由于腹压增加，血液循环变差，加上解便时太用力让血管充血更加严重，会更容易引发痔疮。遇到这样的情况，除了可使用托腹带减轻腹压之外，解便时尽量不要太用力，以防止痔疮恶化。

以上这些症状，假如你试过了各种舒缓方法却还是相当严重，建议还是在医生指导下服药，别因为担心影响胎儿健康而不吃药，整天埋怨这里痛那里不舒服的，不仅你痛苦，身边的人也会开心不起来，何况是你肚里的胎儿呢？

08 善用托腹带减轻孕期负担

诊间对话

焦虑妇："医生，我肚子太大，每天都腰酸背痛，怎么办？"

淡定林："你可以用托腹带啊，要不然就多运动。"

焦虑妇："可是上次一用托腹带，宝宝挣扎得好厉害，是不是很不舒服？"

淡定林："不用担心，托腹带不会影响宝宝。"

焦虑妇："可是有网络文章说托腹带绑错位置会影响胎位。"

淡定林："不要相信没根据的网络传言，托腹带真的很安全！"

▶ 思宏的 OS ◀

托腹带是非常安全的辅助工具，孕妇可以自行安心使用，不用担心影响胎位。

怀孕后，随着肚子越来越大，孕妇腰背承受的重量也越来越大，这时候托腹带绝对是你的好朋友，通常建议怀孕中后期开始使用。

职业妇女尤其辛苦，怀孕照常要出门上班，假如你的工作需要长时间站立或是走来走去，或者你的下半身容易酸痛，常有双脚及屁股发胀、发麻的状况，我都强烈建议你使用托腹带。

这么重的胎儿一天 24 小时压在身上，队友（老公）再心疼也无法为你减轻负担，同事更帮不了你太多，所以你更要懂得让自己舒服、轻松一点，托腹带绝对是简单又安全的选择。

至于不用出门上班或长时间站立、行走的孕妇，有时候也容易腰酸背痛，主要是因为背部肌肉不足，但你可能也很难短时间内提升肌肉力量，这时，托腹带的好处就是能够增加支撑背部的力量，让你的负担小一点、轻松一点。

有的孕妇问：使用托腹带后，胎儿动得很明显，是不是因为不舒服在挣扎？其实不是哦，托腹带并不会造成胎儿的不舒服。简单来说，子宫没有感觉神经，肚皮才有，所以当胎儿的动作振动到肚皮时，你才会有感觉。使用托腹带之后，因为子宫和肚皮紧紧地贴在一起，于是更容易感受到胎儿在动，并不是因为胎儿被勒得不舒服而导致动作变得剧烈。

当然也有孕妇担心使用托腹带会造成胎头转不下去等胎位不正的现象，这也是无稽之谈，怀孕要处理的琐事够多了，不需要再为了没有根据的谣言自寻烦恼，还是让自己舒服一点比较实在。

托腹带是很常见又安全的辅助工具，不仅能够减轻腰酸背痛，同时可以减轻肌肉张力，降低妊娠纹生成的概率，孕妇大可安心使用。

09

感觉缺氧、
呼吸不到空气的时候

焦虑妇："医生，我常常感觉缺氧、气喘，这是正常的吗？"

淡定林："不瞒你说，我爬楼梯时也常常觉得容易气喘……"

焦虑妇："哈哈哈哈，那到底要怎么样才不会喘啊？"

淡定林："等到宝宝出生，自然就会好了。"

▶ 思宏的 OS ◀

怀孕期间感觉缺氧、呼吸不到空气是正常的现象，那是心肺负担增加的结果，想彻底根除的唯一办法就是把孩子生出来！

孕妇有时候会感觉缺氧、呼吸不到空气，这是正常的现象，主因大致有两项：第一，因为怀孕会使血容量与血氧增加，相对地，血红素会下降，一旦血红素下降，就会导致携氧能力变得较差，心脏不一定能负荷，便会出现代偿性的气喘。第二，由于怀孕时肚子变大、体重增加，下肢负担的重量更多，导致血液回流较差，影响静脉血液循环，会让你有缺氧的感觉。所以，如果体重增加太多也会比较容易感觉到缺氧。大家都说胖子容易喘嘛，想想这句话，大概就知道为什么怀孕时常常觉得气喘了。

基于以上原因，通常周数越大，这样的症状会越明显。另外有种特别的情况，例如有些孕妇有二尖瓣膜脱垂，实际上此症状并不会影响到胎儿，别太担心，但平时的确比较容易出现气喘、气促的感觉。

既然如此，要怎样根除这些不舒服的症状呢？

很简单，等孩子生出来就没事了。

好啦，在你"翻白眼"之前，我还是提供一些专业的建议，希望能帮助你缓解症状。假如造成你缺氧、喘不过气的原因是心肺功能不佳，建议一定要多运动，增强心肺功能；血红素不足的孕妇，可以多吃点红肉、深色蔬菜、水果、动物内脏等，这些食物都富含铁质；而下半身血液循环不良的孕妇，更要多活动，并且使用托腹带减少下半身的负担。

不要以为躺在床上就能改善，答案刚好相反，很多孕妇站着反而比坐着舒服，走动又比站着舒服，这是因为多活动有利于促进下半身的血液循环，让缺氧的症状得到缓解。

此外，由于怀孕期间体重增加，血管黏膜肿胀进而压迫到气管，会更容易诱发气喘。孕前使用的鼻喷剂与药物，在医生允许的情况下都可以继续使用，不用担心影响胎儿。

打个"残忍"的比方，怀孕就像是变成一个胖子后的生活，容易气喘很正常，等到你瘦回原本身形，身体当然就会恢复。所以孕期不要胖太多、胖太快，当然也是减少容易缺氧、喘不过气等症状发生的方法，但是不用急于在孕期减肥，只要管好自己的嘴巴，少吃一些高油、高糖的精制食物，就能为身体减轻一点负担了。

10　孕期分泌物增多很正常

豪放妇："医生，我的分泌物变多了，有关系吗？"

淡定林："很正常啊，但是有奇怪的味道吗？"

豪放妇："我自己闻不会啊，叫我老公闻，他还说香香的。"

害羞夫："嗯……"

▶ **思宏的 OS** ◀

　　怀孕期间分泌物变多是正常的，从其颜色跟气味都可以判断究竟有没有霉菌或细菌感染。

怀孕时，孕酮与雌激素会产生变化，导致子宫颈腺体增生，使得分泌物变多，甚至孕前没有什么分泌物的女性，怀孕后也开始出现分泌物，这些都是正常的现象。但如果感觉到下身瘙痒或有异味，就必须多加留意，很可能是感染了病菌。

感染大致上可分为霉菌感染与细菌感染，两者的症状不尽相同。很多怀第二、三胎的孕妇容易出现漏尿，加上体温较高，阴部便成为闷热的环境，很容易造成白色念珠菌感染。这种霉菌感染可能伴随着瘙痒的症状，除了就医吃药或使用阴道栓剂之外，我建议最好穿裙子或宽松通风的裤子，并且改穿棉质内裤，或勤换护垫；另一方面要多补充益生菌，都有助于减少霉菌感染。

如果是细菌感染，往往是尿液逆流或是肛门大肠杆菌造成的，一旦感染，会出现黄绿色的分泌物，并且有类似腐败的味道或鱼腥味。假如出现这些症状，绝对不要掉以轻心，因为细菌感染很可能引起破水，甚至引发早产，为了胎儿，还是要尽早就医啊！

现在市面上有很多私密处的清洁用品，一般来说，如果单纯清洁外阴部是没问题的，因为可调整酸碱值，使会阴部比较健康；但我不建议清洗内阴部，毕竟阴道本来就不是无菌的环境，过度清洁只会打破内部好坏菌种的平衡，反而可能降低本身的抵抗力。

有的人体质好，就是不容易感染；有的人体质稍差，即使尽可能保持阴部环境干爽，反复感染的状况还是屡见不鲜。所以请不要神经太大条，如果分泌物的颜色、味道有异，记得赶快向医生咨询哦！

11 妊娠纹的美丽与哀愁

崩溃妇："医生，我有妊娠纹了，擦妊娠霜有用吗？"

淡定林："多少有帮助，你可以试试看。"

崩溃妇："那我要买什么牌子？怎么擦？要按摩多久？"

淡定林："每个人适合的产品不一样，只能靠你自己去选择。"

崩溃妇："那生完小孩，妊娠纹会消失吗？"

淡定林："很遗憾，它是母爱的勋章，通常只会淡化，不会消失。"

▶ **思宏的 OS** ◀

妊娠纹因为怀孕而出现，却不会因为生完孩子而消失，它不光是美观与否的问题，可能会影响到你接下来生活的心情。

怀孕期间，如果体重增加过快，很容易造成皮下有弹性的结缔组织断裂，形成妊娠纹，而皮肤缺水干燥，也是妊娠纹形成的另一大主因。所以孕妇会发现，妊娠纹通常出现在承受最大重量、肚子最绷的下半部，也就是说，跟所谓的肥胖纹、生长纹的形成是差不多的概念。

你可以通过多运动促进血液循环、增强皮肤弹性，或者多喝水，并使用富含维生素 C 或维生素 E 的妊娠霜按摩，从里到外补充水分；甚至善用托腹带，减少肚子的受力，都可以减少妊娠纹的生成。

许多通过保养对抗妊娠纹的秘诀，相信孕妇们一定都比我懂。但看过千千万万个产妇的我必须要说，不要太小看妊娠纹，因为它可能会让你从一个比基尼辣妹，变成打死不愿意到阳光沙滩去的宅女，甚至可能影响你后续的日常生活。

影响生活的原因，不单是因为美观，更是因为你的心情，毕竟妊娠纹不会消失，只会淡化。当你看到其他妈妈生产后身材依旧火辣，在海边穿比基尼大露马甲线，再低头看看自己松垮的肚皮和纹路，就很可能会对自己失去自信。一旦你失去自信，变得不爱社交，宁可躲在家里，久而久之也会影响和队友（老公）的相处，长久下来，可能会导致两人的身心都不健康。

如果你能够跟妊娠纹和平相处，甚至觉得那是母爱的勋章，那再好不过了，可是一旦夫妻俩从孩子诞生的欣喜，逐渐被照顾小孩的劳累所笼罩，产后的你难免会因此而想东想西。例如：我辛辛苦苦生完孩子，为什么肚皮不能变得跟从前一样紧实光滑？大家都说男人是视觉动物，老公会不会对我身上的妊娠纹有意见，而影响"性"致？

这些想法，让看似与怀孕期间无关痛痒的妊娠纹对你后续的生活造成影响，只是很少人会想到这么长远的事情。站在医生角度，我不仅希望孕妇在怀孕时快快乐乐，也希望孩子出生后，你依然是个开开心心的自信妈咪。要开心接受妊娠纹是身体的一部分，或者彻底与它道别，决定权都在你的手上。如果真的很在意，医疗机构可以为每位孕妇量身打造产后复原计划，其中就包括了"子母线淡化"以及"妊娠纹改善"的课程。

不管你是自信地看淡并接受身体上留下的痕迹，或是希望通过医学让自己有其他选择，只要你开开心心，任何决定都是最棒的。

12 孕期不可不知的用药守则

诊间对话

执着妇："医生，那个……咳咳咳、咳咳……"

淡定林："你感冒了吗？"

执着妇："对啊，咳了好多天，但我不敢看医生、吃药，咳咳咳……"

淡定林："感冒药基本上对胎儿没什么影响的，而且如果是放任流感不管，后果可能会更严重哦！"

▶ **思宏的 OS** ◀

　　孕期该用的药还是可以用，不该用的尽量避免，不是所有的药都对胎儿有影响。

怀孕期间感冒了吃药会不会对胎儿不好？我看过很多孕妇因为担心，忍着不舒适的感冒症状而不愿看医生，真的不要瞎操心！孕期的感冒用药基本上都是没问题的，否则真的要把肺都咳出来了才能看医生吗？

其实感冒一般来说是不用特别治疗的，只是孕期抵抗力会比较低，而且感冒往往伴随着咳嗽，有些怀第二、三胎的孕妇咳得严重时会有漏尿、肚子紧等不舒服的症状，既然感冒都已经影响到了生活，还是赶紧就医吧，人生不需要在这时如此执着。

而且最好不要忽视发热等症状，孕妇一旦发热，一定要尽快就医，万一是流感，这对孕妇来说可是很严重的事，不但容易引发肺炎，还可能导致胎儿水肿、宫内生长迟缓……甚至突然胎死腹中，真的不要为了担心药物影响胎儿，反而延误了就医的黄金时刻。

至于怎么分别感冒或流感，这得交给专业的人来做，一般人很难判断，所以你还是必须就诊，选择妇产科、耳鼻喉科都可以，只要记得告知医生你处于怀孕状态，他就会给你孕期可安心服用的药物。

虽然孕妇真的没那么脆弱，但你必须随时随地提醒大家自己是怀孕的状态，医疗人员才能为你选择最安全，也最适合你的治疗方式。

而且，比起感冒药，你更该注意的是治疗高血压、糖尿病以及精神疾病方面的药物，例如安眠药、抗抑郁药、抗癫痫药、抗焦虑药等，这些药物有部分已被证实会对胎儿造成影响。所以，有这类病史的妇女若已有服用这些药物的习惯，在准备怀孕前，建议先向原本开药的医生咨询，进行药物调整，等1~3个月再准备怀孕；假如孕期需要服用上述药物，也一定要积极询问妇产科医生，遵循医生的指示来用药。

附带一提，由于怀孕的前3个月（孕13周前）是胎儿器官快速发育的时期，所以在这段时间内，应该尽量避免进行各项检查及治疗，包括胃镜、肠镜或腹腔镜手术等。过了孕早期，也就是13周之后，胎盘功能比较稳定，才能够接受胃镜、肠镜或腹腔镜手术等治疗。

13

孕期体重管理，
营养比数字更重要

淡定林："妈妈体重很标准哦，控制得很好。"

压抑妇："真的吗？不枉费我吃得这么健康。"

淡定林："宝宝出生后，一样要保持下去。"

压抑妇："什么！我还想说生完要大吃鸡排，还有芝士蛋糕！"

瘦孕妇："医生，我好胖！"

搞笑林："你这样还胖，那你叫她怎么办？"（手指跟诊护士）

护士："你好意思说我，你也不看看你自己的样子！"

瘦孕妇："哈哈！太好笑了！那医生你对长胎不长肉有什么看法？"

搞笑林："很好呀！但不要过度要求自己这个不吃那个不吃的，不好！像你已经瘦成这样，就不要再偏激了！一切自然开心就好！"

▶ 思宏的 OS ◀

孕期吃得是否营养均衡，比体重增加多少更重要！

怀孕是件开心的事，不过我猜，对孕妇来说，最痛苦的事情之一就是体重的增加，而且现在一堆女明星刚生产完，身材马上恢复成像没怀孕过一样，所以"怀孕时胖多少才算合格"成了许多孕妇关心的事。

怀孕时由于身体机能改变，吸收的营养要更多，所以很可能你吃的量跟孕前一样，体重却还是会增加5千克左右，基本上前7个月，体重以1个月1千克的速度增长就算标准。正常体形的女性，整个孕期体重增加8～12千克都算合理。我的建议是，如果本来BMI值就高于25的女性，体重增加应控制在5～8千克；而BMI值小于18的女性，体重增加12～15千克都没问题。

虽然体重增加太多不算好事，但也不需要太极端。我看过不少网友分享说产检时最紧张的就是量体重，胖太多可能会被医生说几句。其实严厉的警示言语只是一种手段，提醒孕妇体重不要超标太多，不过我也不建议孕妇为了控制体重而节食。

假设体重超过范围太多，应该从饮食调节下手，进行体重管理，通常会建议孕妇一天摄取1800卡左右的热量。我知道算热量很烦、很复杂，那换个更简单的方式，就是选择营养又不会造成负担的食物来吃。怀孕是一个"长期抗战"的过程，节食或大吃都不适合，最好少量多餐，减少油炸食物的摄入，少吃高糖、高脂的食品，选择水煮、清蒸等方式进行料理，以减轻身体负担。

最重要的一点，就是主食类的控制，包括饭、面、面包等，不是完全不能吃，而是选择GI值（升糖指数）较低的来吃，例如以糙米饭取代白米饭、法国面包取代可颂面包等。

我当然知道高热量的垃圾食物吃起来很爽、很治愈，但既然肚里有个小生命，就意味着你不能吃得太过洒脱，一旦怀孕，就要调整自己的饮食模式，才能为你和胎儿提供最需要的营养。假如本来就吃得很健康，也不需要因为怀孕而改变饮食习惯。而且，千万别以"宝宝太小"为借口，就毫不忌口地大吃特吃，容我提醒，胎儿未必会如你所愿变大，但你一定会大得比胎儿快！而且体重增加太多，妊娠糖尿病发病的概率就会提高，对胎儿反而没有帮助。

此外，虽然体重是许多女性斤斤计较的大事，但怀孕中的你更需要重视的应该是营养均衡的饮食，而不是体重机上的数字。

然后，你以为生完就没事了吗？想得太简单了！别以为生产后就可以破戒狂吃鸡排、甜点，生产后，你应该要吃得更健康，搭配适量运动，才不会每天望着明明已经生了却迟迟消不掉的肥肉叹气。

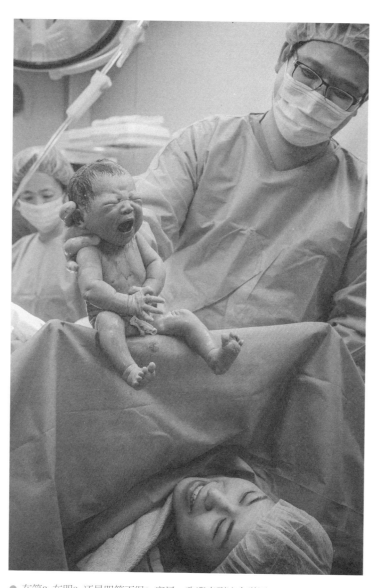

● 在笑？在哭？还是哭笑不得？宝贝，欢迎来到这个世界。

图片提供 / 良大摄影 立凯 LIKAI

14 　胎儿才不是越大越好

焦虑妇："医生，我的宝宝是不是比较小？"

淡定林："呃，是有一点小，但这没影响啦。"

焦虑妇："那我是不是要多吃一点，宝宝才会长大？"

淡定林："吃太多，你只会大得比宝宝快！"

焦虑妇："林医生，你好意思说我……"

淡定林："……"

▶ **思宏的 OS** ◀

胎儿越大不一定越好，只要"够大就好"！

胎儿出生时越大，真的越好吗？事实上可能完全相反。

2012 年美国《时代》杂志上写到，人的一生决定于在妈妈肚里的 9个月，如果在这 9个月中胎儿养得太大，未来孩子发生高血压、高脂血症、糖尿病及代谢综合征或者肥胖的概率越高。

所以，我常说胎儿"够大就好"。"够大"的定义是足月 37 周生产，体重满 2.5 千克，是不是比大家想象中合格的体重宽松很多？一般来说，胎儿 27 周时有 1 千克、33 周有 2 千克、36 周时有 2.5 千克都属于标准范围，真的没必要担心胎儿够不够大，只要胎盘功能正常，孩子就会自然长到"够大"，多吃只会造成母体本身肥胖而已。

而且，不是你想养大，胎儿就会乖乖长大，所以孕妇真的没必要因为胎儿比较小或是希望孩子大一点而吃比较多，更不要把胎儿太小当作自己大吃大喝的借口。谨记以下这句警世良言："多吃，宝宝不一定会变大，但可以确定的是，你会大得比宝宝快！"

那么，到底该怎么做才真的对胎儿有益呢？

基本上，13 周以前，胎儿都会按周数长大，跟孕妇的身高体重或饮食状况没关系；20 周之后，胎儿的大小才会开始受孕妇的身高体重、饮食状况，以及胎盘功能影响。

在孕妇的肚子里，胎儿是依靠脐带及胎盘获得营养的，所以你该做的不是狂吃，而是应该多运动，借此增加胎盘的血液循环，改善胎盘功能，并且摄取均衡的营养，增加抗氧化类食物（富含维生素 C、维生素 E 的食物）的摄取，才能提供给胎儿足够的营养，让胎儿健康地长大。

而营养绝对不等于高热量，我看过很多孕妇为了让胎儿长大，喝很多甘蔗汁，这种糖分超高、营养素又不足的食物，对胎儿根本没有实质作用，只会让孕妇长肥肉，还是多摄取营养均衡的食物吧。

现在本来就已经不是将肥胖视为福气的时代，既然你平常自己减肥都痛苦得要命，那又何苦让孩子"胖在起跑线上"？为母则强，孕妇要坚强一点，别因为担心孩子生出来不到 3 千克会没面子、可能要插管、被长辈埋怨孩子营养不良，而吃下过多高热量食物，反而更得不偿失，影响孩子将来一辈子的健康。

毕竟，怀孕时只有你可以为自己与孩子的健康把关，其他人的建议别一味全听、全信。

15

数胎动，
太多总比太少好

焦虑妇 A："医生，我都感受不到胎动啊！宝宝是不是有问题？"

淡定林："你才怀孕 10 周，除非宝宝拳脚工夫真的很了得，否则当然感觉不到啊！"

焦虑妇 B："医生，这几天宝宝胎动都超过 200 次，会不会有问题？他是不是不舒服？"

淡定林："你数了多久？"

焦虑妇 B："1 个小时。"

淡定林："数 10 次就 OK 了，不用真的数满 1 个小时，你也太老实啦，哈哈。"

▶ 思宏的 OS ◀

注意胎动的原则就是，只有"太少"（1 小时少于 10 次）需要多加注意，不用操心胎儿动得太多，只要不是突然胎动变得剧烈，一般不会有问题，更不是胎儿在挣扎。

胎动，顾名思义就是胎儿在子宫里的活动。怀孕初期，胎儿体积小、动作轻，所以很难感受到他在活动，直到 18 周左右，胎儿伸展手脚时已可碰到子宫壁，而隆起的子宫壁会震动到孕妇的腹部肌肉，此时孕妇就会开始感受到胎动。28 ~ 34 周是胎动最多、最剧烈的时期，孕妇也较能明显感受到，所以建议第 28 周就可以开始数胎动了。

为什么要数胎动呢？

简单来讲，数胎动可说是一种"胎儿监护手段"，毕竟隔着肚皮，你很难确定胎儿在肚子里的状况，下一次产检又要等到几周之后，相信很多孕妇都会担心胎儿有突发状况。通过数胎动，孕妇可以确认胎儿在肚子里的状况，所以反过来看，数胎动也是一种让孕妇安心的方式。

数胎动的方式很简单，建议在吃饱饭后进行，因为刚吃饱时血糖较高，胎儿活动的次数较为频繁，伸展拳脚也特别有力。只要用放松的姿势坐下来，胎儿动一次就算一下，连续动两下就算两下，1 小时内出现10 次以上胎动，一般就没什么问题。当然啦，如果 5 分钟就数到了 10 次胎动，你就可以"收工"，不需要傻傻地数完 1 小时。

如果 1 小时内胎动不到 10 次，可以吃点甜食，再数一次。假如 1 小时内胎动依旧不超过 10 次，或者完全没感觉到胎动，孕妇就应该尽快去医院做检查。

胎动的原则就是，"太少"需要多加注意，一般不用操心胎儿动得太多，只有突然动得非常剧烈，才需要注意。最重要的还是不要过度紧张，就像我说的，数胎动其实是让孕妇安心的一种方式，别因为数胎动反而搞得更紧张兮兮，完全本末倒置。

假如你是个随遇而安的孕妇，也不必硬逼着自己要每天数，毕竟只要产检一切正常，胎儿没有过小、羊水没有过少、脐带动脉血流的情况没有异常，基本上不数胎动也没关系。正常健康的胎儿，就算你整个孕期都没数胎动，他还是会平安出生；反过来说，假如胎儿真的有异常，也不可能因为你数了胎动，他就突然变得健健康康。我们只要知道什么样的状况是异常，并且能够及早发现异常的状况，就是尽到孕妇的本分了！

　　所以胎动有异常，就是"1个小时胎动不到10次"，如此而已，胎儿状态不会因为数胎动而改变。我也知道孕妇不可能因此而不紧张，如果你真的很需要知道胎儿在肚里的状况，那就只能比较频繁地接受产检了。

　　还是那句老话：不要太紧张。

　　关于数胎动，心理层面跟实际层面我都提过建议了，选择权在你自己！

16 咦？胎儿打嗝了

紧张妇："医生，我的宝宝会打嗝，还动得很厉害，有时好不舒服，怎么办？"

淡定林："嗯，你可以把自己打昏啊。"

紧张妇："打昏？怎么打？用工具打吗？还是叫老公打？"

淡定林："太太，不要一怀孕就丧失判断是非的能力……我开玩笑的啦！"

▶ **思宏的 OS** ◀

　　其实胎儿在羊水腔内根本接触不到空气，也当然不会有所谓的打嗝，那是自然的神经反射动作，也是再正常不过的现象。

孕妇圈总是有很多神秘的传说，例如感觉到胎儿不规则的动作，归类为胎动；而有规则性的动作则是在打嗝。

这种老是被误会成打嗝的行为，实际上是神经反射动作，都算是胎动的一种，是胎儿神经发育期间再正常不过的现象，通常12～13周开始出现，一直持续到生产。到了28～30周，由于胎儿的体积跟动作都越来越大，所以孕妇更容易感受到胎儿的一举一动。

你想想看嘛，成人打嗝的原理是因为胃里有空气，但胎儿在孕妇的肚子里就是不停地吞咽羊水、尿出来，然后再继续喝羊水，形成一个稳定的循环，没有空气怎么可能会打嗝呢？因为遇到这种规则的神经反射动作，有些孕妇会紧张是不是胎儿抽筋了，所以部分医生为了避免你过度紧张，会用"这是胎儿在打嗝"来说明，让你明白这是正常情况，其实这是胎儿的神经反射动作，并不是真正的打嗝。

先别急着冲到医院骂医生为什么要骗你。每天都有孕妇紧张兮兮地问胎儿是不是抽筋了，如果医生还很认真严肃地说"这是神经反射的动作"，孕妇可能会一脸问号又继续追问下去，或者感受不到胎儿的动作时，又开始疑神疑鬼地想胎儿为什么不动了？是不是神经出了什么问题等，衍生出一连串紧张、担心、焦虑情绪。

我要强调，胎儿神经反射造成的动作，是非常正常且完全没有必要疑虑的现象，所以有些医生才会用"打嗝"这个很平常又安全的词解答你，就是为了让你别想东想西，影响了心情。

你可能会问，可是胎儿动得好厉害，真的没问题吗？再一次强调，动得多没问题，只有动得少或突然动得剧烈时才要注意。其实就跟养宠物一样，家里的猫狗一旦变得懒洋洋的，可能就是身体不舒服。同样地，如果胎儿胎动少、超声检查提示羊水变少了，很可能是胎盘功能有问题，需要多注意。

至于胎儿太活泼，有时动到让孕妇很不舒服怎么办？在此有个"专业"建议，就是把你自己打昏，毕竟没办法打昏胎儿啊！你应该看得出来这是开玩笑吧。

好啦，认真说，胎儿爱动，你就多担待点，换个角度想，这是他在刷存在感的方式，你也会比较安心，不是吗？既然如此，就放宽心，和胎儿和平共处，好好感受胎动，开开心心地度过孕期吧！

17 　胎儿的听觉、触觉和视觉

焦虑妇 A：“医生，我怀孕 28 周了，孩子听得到我讲话吗？”

淡定林：“有听力，但听不到你讲话。”

焦虑妇 A：“什么！可是我昨天跟他讲话，他一直动耶！害我高兴了好久。”

淡定林：“你跟老公讲话，他也是一直动还会顶嘴，怎么没看到你很高兴？”

焦虑妇 A：“……”

焦虑妇 B：“医生，我老公在家超爱讲黄色笑话，宝宝听了会不会不好？”

淡定林：“不会啊。”

焦虑妇 B：“那我需不需要找有气质的胎教音乐给宝宝净化心灵？”

淡定林：“你净化自己的心灵就好，宝宝根本听不到啦！”

▶ 思宏的 OS ◀

在肚子里的胎儿，基本上是看不见也听不到声音的。孕妇保持愉快的心情和幽默感，对胎儿来说就是最棒的胎教。

怀孕22～24周，胎儿的听觉会开始发育，直到出生时发育完全，但基本上，他在肚子里是听不到任何声音的。道理很简单，你回想一下自己游泳时，听得到岸边的人在说什么吗？胎儿隔着羊水、你厚厚的皮下脂肪，还有肚皮，当然更不可能听到外面的声响啦！

有人会说，可是每次孩子的爸爸对着肚子讲话，胎儿好像都会很开心。其实啊，真正开心的人是孕妇，因为孩子的爸爸这样做，会让孕妇觉得他很爱小孩，孕妇开心了，胎儿可能就跟着开心起来了，不是因为他真的听到爸爸说话。

至于需不需要听胎教音乐？哪种胎教音乐对胎儿才好？我必须老实说，胎儿基本听不到外界的声音，只要孕妇听得开心，能将快乐的情绪传达给孩子，就是好的胎教音乐。

视觉方面，胎儿的感光细胞在34～35周时才对光有反应，要到出生后4个月甚至1岁后才会发育完全，所以胎儿出生时，其实是个大近视，眼前一切看起来都是黑白色加一堆马赛克。

特别提醒，由于子宫内没有光，给刚出生的新生儿拍照时，尽量避免用闪光灯，因为光线虽然不会造成任何不良影响，但闪光灯却是一种过度刺激，对胎儿的眼睛可能会有影响。

既然胎儿在肚子里听不到也看不见，那到底要怎么样他才有感觉？答案就是触觉。触觉是胎儿在子宫内发育得很早的一环，一般12～15周就开始发育。有时羊膜穿刺时，当穿刺针刺进去，甚至可以看到胎儿伸手去抓，这就是他已经开始有本体感觉意识的现象。

所以如果想跟肚子里的胎儿互动，用最直接的方式，摸摸你的肚子，或者摇摇肚子，好好感受他在你肚子里的律动，胎儿一定会有感觉。

说到这里，有些人应该想问，产检时能否确认胎儿的视力及听力有无异常？坦白说，产检中的某些项目当然可以检查一些与听觉相关的基因，胎儿出生后也会进行听力筛查，完全丧失听力的情况非常罕见，所以我们也不会在产前进行太多关于听力的检查，避免不必要的终止妊娠。同样也可以通过超声检查看出胎儿有没有先天性白内障，却无法看出胎儿视力是否正常，这的确是目前产检还做不到的事情。

　　但无论如何，我还是希望孕妇们不要过度担心，只要怀孕期间摄取均衡的营养，胎儿各方面的发育基本上都不会有问题，保持愉快的心情和幽默感，对胎儿来说就是最好的。

18 辐射、电磁波不要来

牙痛妇："医生，我牙齿好痛，可以去牙科照 X 光吗？"

淡定林："可以啊，照个 5 万张都没问题。"

牙痛妇："真的假的？那我忍痛这么久是为了什么？"

▶ **思宏的 OS◀**

　　孕期只有 CT 检查以及消化道摄影要尽量避免，其他生活上可能接触到的辐射或电磁波，都不需要太过担心。

"医生，微波炉会不会对宝宝有影响？"

"吹风机会不会影响胎儿？"

"照 X 光会不会导致宝宝畸形？"

怀孕就是这样，很多原本是生活中再普通不过的动作或经常会做的事情，都会突然变成毒蛇猛兽，好像很容易伤害到胎儿。其实大家真的太过担心了，难道为了保护胎儿，以后都不吹头发了吗？这样的做法容易导致感冒，本末倒置，反而对孕妇与胎儿更不好！

其实，怀孕期间一定要尽量避免的就是 CT 检查和消化道摄影，其他诸如照 X 光、在机场过安检门等都没问题，至于生活中的手机、电脑、微波炉、吹风机，当然更不需要特别担心啦。

实证医学已经有文献指出，孕期中接受的各种 X 光检查，只要辐射吸收剂量在 5rad（1rad=10^{-2}Gy）以下就没有问题。举例来说，拍一张牙齿 X 光的辐射吸收剂量为 0.0001rad，一张胸部 X 光的辐射吸收剂量则为 0.00007rad，按照安全标准来看，你拍上千张都没问题啊！所以何必牙痛到睡不着还硬撑不敢去看医生、照 X 光或治疗呢？

由此可知，照 X 光的吸收剂量都这么低了，更别说手机、电脑、微波炉等生活用品，真的不会对胎儿造成特殊危害。

告诉孕妇这个数据的用意，不是要大家积极去照 X 光，只是想让孕妇们不用那么焦虑，你可以尽量避免接触不必要的辐射或电磁波，但如果身体不舒服，需要接受一些检查时，也请不要硬撑着、忍到生产后，因为这样做的意义真的不大，也会让你的孕期过得更辛苦。请再次想想那句话：放轻松一点，你的孕期会更快乐。

常见各项 X 光检查辐射吸收剂量及孕妇可照张数

检查部位	辐射吸收剂量	安全范围（5 rad）内可照张数
头盖骨 （skull）	0.004	1,250
胸腔 （chest）	0.00007	71,429
乳房 （mammogram）	0.020	250
骨盆 （pelvis）	0.040	125
臀部 （hip）	0.213	23
牙齿 （dental）	0.0001	50,000
颈椎 （cervical spine）	0.002	2,500
四肢 （upper or lower extremity）	0.001	5,000
腰椎 （lumbosacral spine）	0.359	13
尿道显影 （intravenous pyelogram）	1.398	3

资料来源：http://www.aafp.org/afp/1999/0401/p1813.html

乐
孕

19 別小看情绪和压力 对胎儿的影响

哀怨夫："医生，我老婆最近很容易暴躁，怎么办？"

淡定林："怀孕时身体常常不舒服，当然会很暴躁，你只能多体谅。"

哀怨夫："唉，我都不知道自己做错了什么，老是被骂。"

淡定林："你让她怀孕了，这还不够错吗？"

▶ 思宏的 OS ◀

怀孕时身心状态同等重要，如果时常感到压力大、处于坏情绪或是暴怒状态，可能会影响到胎儿。虽然要求孕妇不要太担心是很难的事，但你一定要相信，孕期开开心心，胎儿会更健康。

为什么我一直强调孕妇要开心，要保持幽默感和好情绪呢？

因为怀孕前，严重的情绪问题就可能会造成不排卵、长痘痘、生理期紊乱、暴饮暴食兼暴肥等身体改变，怀孕中的你，又怎么能轻视情绪的影响？再说，现在已经有研究证实，孕妇的情绪会影响胎盘功能，如果长期处于情绪不佳的状态，会使血流情况变差，影响血液循环，影响胎儿发育，而且快乐的孕妇才能传递欢乐的内啡肽（endorphin），让胎儿也能感受到妈妈的好心情。所以，孕期保持好心情很重要。

大家都说怀孕是喜事，但很多孕妇其实不快乐，例如：怀孕初期孕吐得乱七八糟，却因为还没满3个月要拼命掩饰；好不容易到了中期，可以告诉亲朋好友了，可是路人不一定知道你怀孕，还硬不让座；虽然孕吐趋缓，却有更多状况，像体温变高、蚊子都叮你，还会有严重便秘、腰酸背痛、产生妊娠纹、体重增加、全身水肿、腰围变粗、皮肤暗沉等问题；心理方面，会被亲人关心这、限制那，也会担心孩子不健康、生出来不好带，要是在产检时医生说你太胖，更会让你情绪崩溃。

尤其现在很多人是怀孕后才准备宴客，要试喜饼、找场地、搞定双方父母、挑选的礼服要能藏肚……于是爆点变得超低，旁人随口一句话就足以让你的情绪失控。

这些我都了解，怀孕期间身体上的变化，加上心理压力，让孕妇身心都有着沉重的负担，没有人可以代替你承受这些痛苦，既然现实改变不了，就试着改变自己的想法，并将压力源一个个排除，找回快乐的生活吧。

比如说，同样是胎儿在肚子里动得很厉害，有的人会觉得胎儿很健康，有人却担心胎儿是不是在挣扎。同样一件事，你选择用什么方式看待，就会带来不同的心情。旁人的过度关心让你很烦，既然无法叫别人闭嘴，那就不要太在乎，不要把所有事情看得太严重，不中听的话左耳进、右耳出，别往心里去，并且相信医生，也要相信胎儿一定能够健康平安。

而身边的人，想避免造成孕妇不必要的压力，除了别用尖锐、命令式的口吻，同时也不要用威胁及恐吓的方式表达"关心"。诸位准爸爸，老婆怀孕，你们压力可能也不小，但一定要多体谅她，陪她一起化解外界压力，不要因为怀孕，夫妻俩反而渐行渐远。最重要、也最中肯的一点良心建议：钱能解决的都不是问题，老婆想买包，买！老婆想吃好的，吃！世界上有分期付款这种东西，牙一咬换你几天风平浪静，老婆开心，胎儿也快乐，怎么想都划算啊！

最后建议所有的孕妇，即使不用上班工作，也要常常出门走走、晒晒太阳，"照光治疗"本来就是治疗抑郁症的方式之一，对你的心情也会有帮助；再说，一直窝在家里，本来就容易闷出病来。怀孕的确很辛苦，哭点、怒点都会变低，其实笑点也会变低，换个角度想，你一辈子可能顶多只有两三次这种机会，何不试着享受这些变化，保持愉快心情和幽默感去看待眼前发生的一切，与各种状况和平共处，好好珍惜这怀胎的40周呢？也许本来让你觉得痛苦的孕期，会逐渐变得多姿多彩。

检测你的抑郁指数

很多人会阻止孕妇吃这吃那，却很少人关心其心理层面。因此，产前抑郁的发生率及严重性通常被大大地低估，许多孕妇常常已经接近产前抑郁症却还不自觉。抑郁除了在孕期对胎儿会有影响，也会对孕妇造成长期的影响，因此希望大家可以多重视这个问题。尤其是怀孕期间能使用的抗抑郁药物不多，而且孕妇也未必愿意用药，所以一定要好好观察孕妇的情绪。如果真的常常觉得心情低落，可以试着利用抑郁症量表检测，一旦分数超过 15 分，请赶紧就医，或者至少告诉另一半你非常不快乐、寻求帮助，千万不要拼命压抑。

请你根据身体与情绪的真正感觉，在下页表每个项目中勾选最符合的一项。

抑郁症量表

项目	没有或极少 （1天以下）	有时候 （1~2天）	时常 （3~4天）	常常或总是 （5~7天）
1. 我常常觉得想哭				
2. 我觉得心情不好				
3. 我觉得比以前更容易发脾气				
4. 我睡不好				
5. 我觉得不想吃东西				
6. 我觉得胸口闷闷的				
7. 我觉得不轻松、不舒服 （不爽快）				
8. 我觉得身体疲劳虚弱、无力 （身体很虚、没力气）				
9. 我觉得很烦				
10. 我觉得记忆力变差				
11. 我觉得做事时无法专心				
12. 我觉得想事情或做事情时， 比以前要慢				
13. 我觉得比以前较没信心				
14. 我比较会往坏处想				
15. 我觉得想不开，甚至想死				
16. 我对什么事都失去了兴趣				
17. 我觉得身体不舒服 （如头痛、头晕、心悸或肚子 不舒服等）				
18. 我觉得自己很没用				

请你根据上页表勾选的选项对照以下分数，将分数相加后查看解析。

计分——

0 分　没有或极少（1 天以下）

1 分　有时候（1 ~ 2 天）

2 分　时常（3 ~ 4 天）

3 分　常常或总是（5 ~ 7 天）

解析——

1 ｜抑郁指数在 8 分以下

真令人羡慕！你目前的情绪状态很稳定，是个懂得适时调整情绪及疏解压力的人，请继续保持下去。

2 ｜抑郁指数在 9 ~ 14 分

最近的情绪是否起伏不定？或是有些事情在困扰着你？给自己多点关心，多注意情绪的变化，试着了解心情变化的缘由，适时处理，这样比较不会陷入抑郁情绪。

3 ｜抑郁指数在 15 ~ 18 分

你是不是想笑又笑不出来，有许多事压在心上，总觉得肩上很沉重？你的压力负荷量已到临界点，千万别再"撑"了！赶快找个有相同经验的朋友聊聊，给心情找个出口，把肩上的重担放下，这样才不会陷入抑郁症的漩涡。

4 ｜抑郁指数在 19 ~ 28 分

现在的你必定感到相当不顺心，无法展露笑容，一肚子苦恼及烦闷，连朋友也不知道如何帮你，赶紧向专业机构或医疗单位寻求帮助。通过专业机构的协助，必可重拾笑容。

5 ｜抑郁指数在 29 分以上

你是不是感到非常不舒服，会不由自主地沮丧？感觉难过，感觉无法挣脱各种束缚？因为你的心已"感冒"，心病需要心药医，赶紧到医院找专业及可信赖的医生检查，通过他们的诊断与治疗，你将不再觉得孤单、无助。

CHAPTER

2

孕妇哪有那么多禁忌

01

写在前面，
关于禁忌你应该知道的是……

焦虑妇A："医生，我妈说不能拿剪刀剪东西，否则宝宝会长出兔唇。"

焦虑妇B："医生，我妈说在墙上钉钉子，胎儿手指会少一根。"

焦虑妇C："医生，我妈说怀孕时手不能举高，不然会流产。"

淡定林："带你妈来！我用超声波证明她的乖孙没有缺手指、没有兔唇，也没有流产。"

▶ **思宏的OS** ◀

　　长辈的某部分智慧可以学习，但千万别照单全收，生在新时代的我们，更要努力破除谣言和迷信。

当妇产科医生这么久，听过很多针对孕妇怀孕期间，想象力无上限的禁忌传说，包括：不能缝补孕妇的衣物，否则会把胎儿的眼睛嘴巴缝起来（难道这就是失传已久的无敌穿墙术？）；不能吃酱油，否则胎儿会变黑（所以如果怀孕时吃很多酱油，就能生出黑人胎儿？）；怀孕时家里不能涂油漆，否则胎儿出生后脸上会有胎记（包公的妈妈怀他时发生了什么事吗？）……在大笑之余，我们不妨也想想为什么上一代会有这么多荒谬的想法。

其实，现在大家习以为常的超声，在 20 世纪中后期才开始应用于临床医学，在 2000 年之后影像才更清晰，且有 3D、4D 的技术出现。也就是说，我们正处于产检技术新旧交接与剧烈变革的时代。

对我们的上一辈而言，当时产检根本没有超声检查，只能靠医生徒手触摸，胎儿是男是女、有没有异常，都必须等到生下来才知道。所以生下来的孩子如果有问题，多数人就会往前追溯是否孕妇在孕期做了什么、吃了什么才让孩子出现异常。例如，理发师如果生下兔唇的孩子，便会被猜测认为是一天到晚拿剪刀才导致胎儿出现问题。久而久之，这些结论便流传下来，成为现在看来毫无科学根据的禁忌。

现在胎儿在肚子里的情况，用新式产检的超声波一扫就一目了然，看得见嘴唇、手脚，你当然会知道拿剪刀、钉钉子根本不会影响胎儿，但当我们想提醒长辈时，却常常忘了一件事：我们认为的理所当然，在以前可是天方夜谭。

科技的进步，让我们与上一辈有巨大的认知差异，但试着去理解这些禁忌的由来，你就会知道，并不是老一辈的人太无知，很多时候是因为时空环境的不同，才形成了天差地别的观念。

历史有其轨迹可循，古人的智慧当然可以尊敬、参考，但不能毫无判断不分良莠地照单全收，让我们一起沟通、了解，然后破除谣言和迷信。也许，身处不同时代的我们之间就不会有这么多的认知差异，也不必再纠结于奇奇怪怪的限制与禁忌了。

02

到底什么不能吃？
什么吃了会流产？

紧张妇A："医生，我可不可以吃芒果青？"

淡定林："可以呀，为什么不行？"

紧张妇A："它不是生的吗？"

淡定林："芒果有煮熟的吗？"

紧张妇A："啊……没事了……"

焦虑妇B："林医生，有什么是我不能吃的？"

淡定林："桌子椅子不能吃。"

焦虑妇B："那冰可不可以吃？"（完全不理我讲的笑话继续问）

淡定林："冰可以，槟榔不行！"

焦虑妇B："冰榔？是什么？我怎么没听过有这种冰？"

淡定林："……"

忧虑妇C："医生，吃冰会不会对小孩气管不好？"

淡定林："那你喝汤怎么不怕孩子烫到？"

忧虑妇C："喝汤又不会到羊水里……"

淡定林："那吃冰会到他气管里吗？"

▶ 思宏的 OS ◀

我是不是很会比喻？其实怀孕真的什么都可以吃，不要把自己逼到绝境，把自己搞到要疯了！

"怀孕期间有什么不能吃""吃XXX会不会导致流产"大概可名列我诊间里的孕妇疑问排行榜最常出现的前两名，我想郑重地告诉大家那句老话：怀孕前有在吃的，怀孕后都可以继续吃，怀孕不是生病，除了烟、酒以外，其他食物只要不过量，都可以吃。

　　怀孕是人生大事，但请莫急、莫慌、莫害怕，别吃到生冷食物就担心会滑胎，因为不管什么食物，你吃的量离"过量"标准可能还很远，例如坊间有传闻吃薏仁会流产，你可知道要吃到流产，可能需要吃掉一卡车的量吗？

　　而且根据我们从孕妇流产后的流产物——坏掉的胚胎中取出样本进行筛查后发现，有一半以上流产的原因是因为胚胎染色体异常，流产是自然淘汰，跟你吃了什么、做了什么真的没有太大关系。所以，说什么吃薏仁、木瓜会流产，都是无稽之谈，就放心地吃吧，不要吃太多就好。

　　需要注意的饮食禁忌就是酒，现在已有研究证实，酒精会影响胎儿的全面发育。因为有的人千杯不醉，有的人一杯就醉，我们不知道你的孩子是前者还是后者，没有办法得出一个酒精浓度的安全剂量，况且酒喝多了，你也容易胖，建议孕期能免则免。我想应该也没人会不识相到对一个孕妇劝酒，会喝酒的原因大多应该是孕妇很想把自己灌醉吧。

　　其实孕期最烦的是旁人也会对你的饮食有意见，连去买杯咖啡，店员都会劝你三思。要解决这个问题，最重要的是跟你的队友（老公）站在同一阵线。老公们与其和孕妇争论吃冰到底会不会对孩子的气管有影响，不如先想想抽烟对自己、老婆、孩子的影响吧！其他人好意要孕妇吃什么，就意思意思吃一下；好心提醒别吃什么，就听听微笑就好。真的想吃生鱼片，偷偷去吃吧，不要拍照打卡昭告天下，就不会有人跑来留言说对胎儿不好了。

简单来说，秉承"互相"的观念，有时不一定要固执己见，保持愉快的心情可比小心翼翼地忌口来得重要多了。

破除迷信！鱼油可以吃到生产

"怀孕34周后停止食用DHA可以避免产后大出血"是让我相当火大的网络传言，看到这个谣言，我拳头都硬了，让我来好好解释一下。事实上，DHA已经证实对胎儿脑部发育有帮助，怀孕初期便可开始补充，而多数人会通过吃鱼油来摄取。

鱼油内除了DHA，还有EPA这个成分，EPA具有微抗凝血作用，就是因为这样，才会有人以讹传讹，说怀孕后期若吃鱼油会造成出血、流产。其实鱼油不仅不会造成出血，还应该整个孕期都多加补充，甚至怀孕后期还得加量，并且持续到哺乳期，千万别被谣言误导了！

03 孕期可以吃甜食吗？
妊娠糖尿病会不会影响胎儿健康？

 诊间对话

淡定林："妊娠糖尿病检测结果出来了。"

孕妇A："我通过了，今晚可以大吃狂吃庆祝一下了！"

孕妇B："糟糕，我没通过，我宝宝一定有异常，世界末日到了。"

孕妇C："我没通过会怎么样？是不是什么都不能吃了？"

淡定林："……"

▶ **思宏的 OS** ◀

若有妊娠糖尿病，孕妇更应该注意的是自己，而不仅仅是胎儿。

怀孕的饮食守则非常简单，大家可以参考第一章第四篇（P33），所以当然可以吃甜食，只要不过量，基本上对胎儿不会有太大影响。

而众多妈妈闻之色变的是妊娠糖尿病检测，说实话，其实这个检测没通过，一点关系也没有（若数值差太多，另当别论，表示你是糖尿病，而非妊娠糖尿病了），因为就算没通过检测，一般不会危害胎儿健康。我是指妊娠糖尿病跟胎儿结构异常完全无关，只有可能使胎儿生长比较大，剖宫产率会些许升高，或是胎儿可能出生血糖比较低，如此而已。

妊娠糖尿病是指孕妇本来没有糖尿病，但因为怀孕造成血糖上升，而诱发了糖尿病，通常发生在怀孕中期，但这不会对胚胎造成影响。所以，只要持续追踪胎儿大小及羊水量，基本上不用太担心。

不过，有妊娠糖尿病症状的孕妇其实更要注意的是自己的身体，尤其是生产后的下半辈子，因为这代表你的胰岛素抵抗较严重，对于血糖的控制较差，将来比较容易患上糖尿病，怀孕则是把你身体这项不健康的信号诱发出来。所以为了自己的健康，建议你多运动，减少淀粉类食物的摄取，并且每年进行健康检查，多留意自身的血糖状况。这些注意事项即使产后也应该一直持续下去，而不只是在怀孕期间。

04 怀孕期间吃虾蟹、吃冰容易生出过敏儿吗？

紧张妇："我妈说孕期吃冰会使宝宝气管不好，出生后容易气喘，是真的吗？"

淡定蔡："冰吃下去消化后只是水，不会让宝宝过敏啊。"

紧张妇："那可以吃海鲜吗？会让宝宝过敏吗？"

淡定蔡："只要你本身对海鲜不会过敏就没关系。"

紧张妇："其实我吃海鲜会过敏，怎么办？"

淡定蔡："……那当然不要吃啊！"

▶**昌霖的 OS**◀

孩子未来是不是过敏儿，在受精的那一刻就已经决定了，跟孕妇的饮食生活习惯没有太大关系。

现在过敏儿越来越多，孕妇也都很担心吃了某些东西，会不会提高生出过敏儿的概率。然而我必须残酷地说，过敏体质与基因及遗传有明显相关性，父母一方若有过敏体质，胎儿遗传过敏体质的概率便会提高，简单来说，胎儿是否带有过敏基因，在卵子受精的那一刻就已经决定了。

所以，医生建议孕期避开孕妇本身会过敏的食物，是为了避免孕妇不舒服，而不是预防胎儿过敏，毕竟目前没有科学证据显示孕期中的饮食会造成胎儿过敏。所以，只要是不会造成孕妇本身过敏的食物，孕期还是可以放心吃，不会影响胎儿。

当然我也碰过很多孕妇询问，服用益生菌能不能预防胎儿过敏，其实现代医学文献对于益生菌的作用尚未有定论，也还没证实单靠益生菌就能够有效预防胎儿发生异位性皮炎、过敏性鼻炎、哮喘等过敏性疾病。但如果孕妇还是想通过服用益生菌来改善自身体质，建议一定要先咨询医生，了解最新研究的状况、有没有新菌种开发，以及确定是否真的对身体有益后再服用。

现阶段看来，过敏真的是一件防不胜防的事，毕竟基因不是你少吃两只虾、多服两瓶益生菌就能改变的。看到这里，孕妇也不要太绝望，不要认为不管你怎么努力，你的孩子可能还是得一辈子与过敏性疾病奋战，因为除了本身的体质基因之外，出生后是否遭受过敏源刺激，也是会不会发生过敏的主因。

也就是说，如果你本身已是过敏体质者，应该先做好胎儿也可能是过敏体质的心理准备，最重要的是，与其孕期担心吃这吃那可能导致胎儿过敏，不如花点时间规划家中环境。例如，避免使用太多地毯、窗帘等容易堆积尘螨的家居饰品，也不要买一堆绒毛娃娃堆在婴儿床旁边等。通过改善环境、生活照顾等方式，减少孩子出生后受过敏源刺激的风险。

虽说预防胜于治疗，但对于无法预防的状况，我们能做的就是提早了解，这样才能对症下药。慧智基因与禾馨皮肤科共同合作开发出"过敏基因检测术"，可通过棉棒采检，取得新生儿口腔黏膜细胞后，于基因实验室中进行基因分析。如果新生儿被验出带有高风险过敏基因点位，皮肤科医生便会针对这一情况指导家长如何用有效的方式照顾新生儿，从而降低 50% 以上的发病风险。

如果新生儿来不及在出生时接受检查，出生后也可随时到门诊检查，同样有机会达到及早发现、及早预防、降低风险的效果。

（本文由禾馨医疗孕妇小儿皮肤特别门诊负责医生蔡昌霖协助提供）

05 孕妇不能运动吗？

紧张妇："医生，怀孕之后可以运动吗？"

淡定林："可以啊！适量运动就好，游泳、快走、孕妇瑜伽都可以。"（出门诊时说过不下几千次）

紧张妇："那可以负重训练吗？会不会流产？"

淡定林："如果负重训练后出现出血、流产，那可能不是负重训练的错……"

紧张妇："啊？真的？那游泳不会感染吗？"

淡定林："怀孕跟没怀孕长得有不一样吗？怎么没怀孕时不怕感染，一怀孕就紧张？"

紧张妇："对耶！"

▶ 思宏的 OS ◀

过多运动会早产这句话观念落伍、大错特错，请相信实证医学，不要相信七嘴八舌的网友，每天进行中等强度的运动半小时，适合大多数无特殊状况的孕妇。

现在运动风潮越来越盛行，网络上也能看到很多孕妇运动的照片，这是一件好事。但另一方面又有人担心运动会导致早产，我必须强调，过度运动可能会引起子宫假性收缩，但一般不会导致早产，请不要相信毫无根据的网络传言。

事实上，孕期适量地运动不仅对孕妇好，对胎儿也有好处。现在已有研究指出，孕期运动被证实可以降低巨大儿、妊娠糖尿病、子痫前症、下背痛、尿失禁的概率。简单来说，运动已经成为孕期保健不可或缺的部分。

如果孕前没有运动习惯，建议怀孕后最好进行适量运动。我相信，孕妇一旦知道运动对胎儿有好处，即使再怎么想躺沙发，还是会坚强起身换上运动服的。

基本上，除了医生诊断需要卧床安胎的案例，大多数无特殊状况的孕妇，最好一周运动 3～5 次，每次半小时以上。游泳、快走等下半身运动能够促进血液循环，伸展运动能够改善抽筋状况，孕妇瑜伽等核心肌群锻炼也是非常适合孕妇的运动。

孕妇运动的第一原则就是量力而为、循序渐进，别让运动成为一件压力很大的苦差事。此外，最好避免跳上跳下的运动，或者是"热瑜伽"。这是因为"热瑜伽"是长时间在高温空间中进行，孕妇若是长期处在高温的环境中，容易丢失水分，造成短暂的血管内血流量减少，可能会对胎儿产生影响。

有人会问，怀孕未满 3 个月，胚胎还不稳定，此时运动会不会容易导致流产？其实应该说，即使你从事强度较高的运动，只要是正常健康的胚胎，依旧可以好好长大。但有时我们很难主观地判定 3 个月内的胚胎是否健康，所以如果运动后出现出血、流产，那代表胚胎可能不健康而被自然淘汰，并不是运动的错。当然若有出血的症状，还是建议你尽快就医。

　　现在的孕妇其实多数有运动的概念，反而是队友（老公）或家人不支持，我的建议是让他们跟着你一起来产检，了解运动对于无特殊状况孕妇的好处。这样一来，你也能运动得快乐又没心理负担。

06 半蹲和搬重物容易导致流产吗？

紧张妇："医生，我的工作有时需要搬重物，会不会容易流产？"

淡定林："不会啊。"

紧张妇："呃，但我还是不太想搬。"

淡定林："好，那你就说医生交代不能搬重物。"

紧张妇&淡定林："……"（露出会心微笑）

▶ **思宏的 OS** ◀

　　有些禁忌的确很烦人，但换个方向思考，你反而能利用这些禁忌过得更开心！

怀孕禁忌上百款，网络传言满天飞，相信各位孕妇一定听过这种恐吓："半蹲、搬重物会导致流产！"搞得人心惶惶，提个东西就疑神疑鬼，担心对胎儿造成伤害。

怀孕到底能不能半蹲、搬重物？我的答案是："只要没有不舒服就行！"有一些研究会以数据的方式告诉你不要搬超过几千克的东西、超过多久时间。老实说，我们大脑记忆空间有限，怎么有办法牢牢记得那些数据？况且怎么可能随时随地有磅秤，让你确认手上拿的东西是不是能够负荷的重量？

比起数据，你的身体感觉才是最真实、最准确的，所以我才说，只要没有不舒服的感觉，半蹲或搬重物都没问题。

孕妇半蹲时，会明显感觉到肚子有下坠感，加上以前的人认为肚子用力容易导致早产，所以需要腹部用力的半蹲和搬重物等动作都要避免。但现在你知道，早产与否跟肚子用力根本无关，你可以在心里对这些禁忌嗤之以鼻，不过某些时刻，这些禁忌其实还挺好用的。

怀孕本来就容易累，如果真的不想劳动，这时候赶快理直气壮地说，"医生交代我不能搬重物""听说孕妇搬重物容易流产"。大家对于禁忌通常都还是抱着"宁可信其有，不可信其无"的态度，否则，为什么到了现代，还是一堆人愿意相信没有根据的网络文章呢？

禁忌的存在有其道理，换个角度想，很多禁忌的原意也只是希望让孕妇多休息。我明白怀胎要被这些禁忌"绑"着很烦，但也没必要与好意提醒你的人起冲突，够聪明的话，不妨利用这些禁忌让自己好过点。只要你心里明白做哪些事并不会造成影响，古老的禁忌也可能适时帮你一把哦！

07

孕妇不可以拔牙？
牙痛怎么办？

耐痛妇："医生，我牙齿痛了两个星期，你可以开止痛药给我吗？"

淡定林："你怎么不直接去看牙医？"

耐痛妇："我听说孕妇不能拔牙，也不能做根管治疗，不敢去啊！"

淡定林："所以你是打算忍到生完再去吗？你才 20 周哦！"

▶ 思宏的 OS ◀

　　绝大部分的牙科治疗对孕妇几乎都没有不良影响，而且孕妇其实更该定期看牙医、安排洗牙，注意牙齿的保健，以减少牙周病、牙龈炎的发生率。

孕妇牙齿健不健康会影响母体环境，不健康的牙齿易造成胎儿早产、体重过轻等现象。为了确保女性在怀孕期间的牙齿健康，有些地区将妇女孕期的免费洗牙次数，从1次提高到3次。

　　你知道这代表什么吗？这代表孕妇是可以看牙医和洗牙的。其实，怀孕期间因为激素和饮食习惯的改变，容易导致孕妇口腔环境发生变化，增加龋齿或牙龈炎的发病率，所以更应该定期到牙科诊所检查牙齿状况。现在还有部分医学研究指出，早产与否跟孕妇的牙齿健康息息相关，因为牙齿属于头部的循环系统，离心脏很近，如果有严重的牙周病或牙龈感染，细菌容易通过血液流至心脏，诱发心内膜炎，可能导致胎儿早产、体重过轻。

　　此外，由于怀孕时会发生黏膜水肿，使得牙龈很容易出血，有些孕妇更不敢刷牙。如果口腔本来就没有想象中健康，潜藏着牙周病风险，一旦忽视清洁，症状就可能会在孕期越来越严重。

　　事实上，看牙并不会对胎儿有影响，不看牙才会，所以我才更要强调，孕妇可以洗牙、拔牙，进行相关牙科治疗，包括照X光等，都不必担心对胎儿造成影响。

　　有些孕妇可能会说，某些牙医并不一定肯给孕妇做治疗，难道不是因为有潜在风险吗？其实，这跟国内的医疗环境有关，说得更直接点，拔孕妇的牙和一般人并没有什么不同，也不会增加收费，但难保孕妇在治疗之后，如果出现任何状况，不会马上联想到是拔牙引起的。这种莫须有罪名的风险和纠纷，没人想承担，所以才造成有些牙医会担心替孕妇正常看牙，甚至得签相关同意书才愿意为孕妇治疗。

　　另一方面，隔行如隔山，牙医也不可能百分之百了解妇产科相关知识，所以未必确定孕妇看牙究竟有没有风险。种种因素之下，牙医会认为干脆开止痛药最安全，久而久之，看牙就逐渐成为孕妇的禁忌之一。

我想，比起无稽之谈与网络传言，你该相信的是有证据的科学，而且更应该在孕期好好照顾自己的口腔和牙齿。如果某间牙科的牙医只肯开止痛药，那就麻烦孕妇们多跑几间，务必和医生好好沟通，做好牙齿保健。牙齿真的痛起来，不要忍耐，赶紧就医吧！

08 怀孕期间可以有性行为吗？
要戴避孕套吗？

害羞妇："医生，我跟老公还可以那个那个吗？"

淡定林："可以啊。不只可以那个那个，还可以这个这个！"

害羞妇："呃……那有限制哪些姿势吗？"

淡定林："都可以啊，不要太压迫到腹部就好。"

害羞妇："但是，我怕会戳到肚子里的宝宝。"

淡定林："……你太高估你老公了吧！"

▶ **思宏的 OS** ◀

关于怀孕这件事，除了心情不一样，其他事情都可以一样，所以原有的性生活当然能够继续。

我常说"怀孕不是生病"，除非孕期有出血状况，否则孕前有的性行为，怀孕后还是可以继续，不然一旦怀孕就要"停机"一两年，这不是挺折磨的吗？至于需不需要戴避孕套，则看个人需求。因为精液中含有少量前列腺素，容易引起子宫假性收缩，可能会让孕妇有点不舒服，如果使用避孕套就可以防止出现这种状况。

孕期中的性行为，并没有太多禁忌，只要不过度压迫到腹部，建议孕妇采用躺着或跪趴的姿势进行。其实，只要不会让孕妇感到不舒服的姿势或动作，夫妻俩想怎么进行都可以，当然更不用怕会戳到肚子里的胎儿，这根本不是人类该担心的事，更不会影响到胎儿健康。

当然也有些人会有心理障碍，不过说真的，性行为并不限定是两人性器官的接触，只要夫妻有良好的沟通，找到孕期适合彼此的方式，当然还是可以拥有幸福美满的性生活。

至于产后多久可以开始有性行为呢？基本上无论是顺产或剖宫产，4～6周后，确定恶露都已经排干净，夫妻俩就可以"开机"了。

虽然胎儿在孕妇的肚子里，但怀孕其实是两个人的事，在性生活方面，夫妻应该做好沟通，毕竟怀孕容易有不舒服以及因为累而想好好休息的情绪，此时更需要队友（老公）的体谅。而孕妇也不要太紧张，可以把怀孕视为一件轻松的事，很多突发状况不过是生活的小插曲，两个人一起笑着面对就行了，不需要所有事情都拿放大镜检视，以免打乱原本的生活步调。

09 怀孕后泡温泉很危险吗？

诊间对话

执着妇："医生，怀孕可以泡温泉吗？"

淡定林："可以啊。"

执着妇："可是会不会很容易感染？"

淡定林："你的身体构造有没有怀孕都长一样，只是怀孕后比较肿，当然不会有比较容易感染这种事啊。"

▶ 思宏的 OS ◀

　　想泡温泉也可以，至于会不会感染，跟有没有怀孕没关系。

孕妇不是患者，能做的事情跟一般正常人都一样，所以想做什么都可以，包括泡温泉。

记得我说过孕妇不适合长时间待在高温环境吗？那为什么泡温泉没问题？我想大部分人都不太可能泡在热水池中 40 ~ 50 分钟吧，所以基本上只要注意自己的身体状况，不要泡太久即可。

很多人会说，只要稍加留意就会发现温泉旁的警语通常会写着，除了高血压等心血管疾病患者外，孕妇也最好不要泡温泉。其实这个观念已经过时了，早在几年前，超热爱泡温泉的日本就已经全面撤销"孕妇不能泡温泉"的警告，所以，想泡就去泡吧！

至于有些孕妇会担心阴部是否容易因泡温泉而感染？仔细想想，你的身体构造不是跟孕前一样吗（顶多就是比较肿），为什么怀孕后就会变得很容易感染？所以，只要你本来不是容易感染的体质，怀孕后也不必太担心感染问题。

基本上，许多孕妇来问哪些东西可不可以吃、哪些事可不可以做，我的原则是都可以，然后让她们开心、放心地去吃、去做；但如果她们心中还是怕怕的，吃了、做了之后又开始担心会不会对胎儿不好，那我的建议就是不要勉强进行。毕竟，世界上能吃的东西、能做的事情那么多，有一堆选择等着你，何必一定要挑一件有疑虑的事情让自己担心呢？

10 孕妇按摩会伤到胎儿吗?

诊间对话

极端妇:"医生,我腰酸背痛,可以按摩吗?"

淡定林:"可以啊。"

极端妇:"太好了,不然我都怕伤到宝宝,忍着不敢去按。"

淡定林:"可以让自己舒服一点的事都能做。"

极端妇:"那可以让按摩师踩背吗?踩背超爽的!"

淡定林:"这位妈妈,做人不要这么极端,而且你确定有按摩师敢踩你的背吗?"

▶ 思宏的 OS ◀

孕妇本来就可以通过按摩来舒缓身体酸痛、水肿,如果内心还是有点怕,那就去游泳或泡温泉吧!

怀孕有多累，我可以用一段话描述：孕期整个人都得撑着一个大肚子的重量，加上胎儿会动来动去，尤其生第二胎，肚皮根本是松的，子宫更容易往下坠。当肚子重量朝下时，压得耻骨痛；往后时，会造成下背痛；往前也没好到哪里去，妊娠纹可能会很明显。所以只要醒着，就会经常感到腰酸背痛，还会发现下半身水肿。

这种时候，许多孕妇肯定很想去按摩来消除疲劳，当然可以按摩，只是有时按摩必须趴着，有人担心会压到肚子里的胎儿。我必须说，除了用托腹带减轻压力，趴着或跪趴的姿势对孕妇来说，其实是最舒服的，很多孕妇之所以喜欢做瑜伽，就是因为瑜伽有很多跪趴的姿势，能够减轻盆腔的负担。真的不用担心趴着会压到胎儿，他没有你想象中的脆弱。

况且，大部分的按摩多着重于手部及头部，或者是改善下半身的水肿及血液循环等问题，所以孕妇本来就可以按摩，只要你别极端到非得让人给你按肚子、踩背就好，不过我想应该也找不到"胆大包天"敢替孕妇踩背的按摩师吧！

正因为孕妇本来就可以按摩，所以我认为不必太迷信市面上的孕妇按摩，因为这件事"本来就没有不行"，为什么非得选择收费昂贵许多的孕妇按摩不可？当然，如果你觉得这样比较安心，内心也比较舒坦，就选择能让自己最放松的环境，我完全不反对。

如果不希望三天两头就跑去找按摩师，想省点钱买尿布奶粉，我建议孕妇可以游泳，因为水能减轻胎儿压在孕妇身上的重量，是对孕妇最好的运动。如果不会游泳，泡泡水也好，或是在泳池中打打水，也有助于改善下半身水肿的症状，功效类似于抬腿，又兼具运动效果。

要是经济或环境许可，我真心觉得每个孕妇家里都该有个水池，没事就下去泡泡，既清凉又可以让身体舒服许多，是一件很值得孕妇尝试的事情。

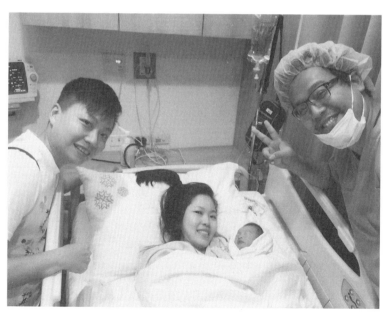

● 所有的辛苦，在见到孩子之后都值得了。

图片提供 / 健峰 & 雅琦

11 孕期不能养宠物吗？

焦虑妇："医生，养宠物对宝宝会有影响吗？"

淡定林："不会啊，只要保持宠物和环境的清洁就好。"

焦虑妇："因为我最近突然好想养猫，但老公不肯。"

淡定林："怀孕前没养就不要突然养啊，你老公是对的！"

▶ **思宏的 OS**◀

　　怀孕后不要急着把家里的宠物送走，它们并不可怕，该注意的是宠物身上的细菌、跳蚤。

怀孕后该不该把家里的宠物送走,是许多夫妻争吵不休的问题之一。到底可不可以养宠物?我想,只要这宠物本来就养在你家,而你本身对猫毛、狗毛不过敏的话,基本上是没有问题的。如果更小心一点,你也可以去检测过敏原,就更能确定宠物会不会引发你的过敏反应了,不需要太过紧张。

至于有些人会担心猫砂里有弓形虫,容易导致新生儿先天性感染,其实只要是家猫就不用过度担心。说穿了,猫、狗这些宠物并不可怕,真正该提防的是它们身上的跳蚤、细菌,如果平常有好好照护、保持干净,并且按时带它们去打疫苗,宠物当然还是可以留在家里。

你想想,这些宠物养了这么久,基本上已经是家中的一分子,为了迎接新生命,却要送走老成员,好像不太说得过去吧?

当然我也看过有孕妇本来就不喜欢家里的狗,怀孕后就逼丈夫把狗送走。其实结婚了,养宠物就不只是一个人的事情,在怀孕之前就该和丈夫先沟通清楚如何照顾宠物,而不是一味将它们视为唯恐避之不及的病毒携带者。

不过,如果你是因为怀孕后才母性大发,突然很想养宠物抒压,或者是一时兴起想养只狗陪孩子成长,我个人不太建议这么做。因为环境中突然多了新的动物,谁也没办法保证它不会对你造成任何影响。

而且,怀孕时孕妇身心都得承受许多变化,不一定有余力从头学习照顾新成员,以及如何避免宠物带来的跳蚤、细菌,甚至也不清楚自己对宠物会不会产生过敏反应,因此养宠物反而可能成为另一种负担。与其如此,还不如维持现状,毕竟再过几个月孩子出生,你就有得忙了。

12 怀孕后不能接种疫苗吗？

天真妇："医生，我有需要打什么疫苗吗？"

淡定林："建议接种百日咳疫苗跟流感疫苗。"

天真妇："可是我小时候打过百日咳疫苗了。"

淡定林："太太，那已经是小学前的事了吧！"

▶思宏的 OS◀

接种疫苗是一种预防性的策略，风险很低，但接种与否还是取决于孕妇本身的意愿。

一般来说，孕妇可以接种的疫苗主要为百日咳疫苗及流感疫苗。以百日咳而言，在普通状况下，成人得了百日咳会自行痊愈，但由于产妇肩负着照顾孩子的责任，虽然患上百日咳对自己可能没什么影响，但容易传染给孩子，所以建议孕期接种一剂百日咳追补疫苗。

其实我们每个人都应该接种过百日咳疫苗，最后一次接种大概是在小学一年级，而百日咳疫苗所产生的抗体在体内只能维持 8 ~ 10 年，就目前怀孕的平均年龄来看，抗体应该消失得差不多了，所以可再进行接种。

而且百日咳疫苗除了能够保护孕妇之外，也有文献证实抗体能够通过脐带胎盘传送给胎儿，让胎儿在刚出生的前 2 ~ 6 个月也能被动通过你的胎盘脐带得到抗体而受到保护。

要注意的是，孕期必须避免接种风疹疫苗，因为它是一种活性减毒疫苗，所以若产检时检验到孕妇没有风疹的抗体，必须等到孩子出生后才能够接种。对于没有风疹抗体的孕妇，建议少出入人多复杂的公共场所，或戴口罩，这样会对自己比较有保障。

现在，多数女性会接种的人乳头瘤病毒疫苗（HPV 疫苗），同样不建议在孕期进行。但由于人乳头瘤病毒疫苗不管是 2 价的疫苗，或是 4 价、9 价的疫苗都必须在半年内接种 3 次，假如在接种疫苗的过程中怀孕了，也不需要太紧张，就先暂停接种剩下的疫苗，等生完孩子后再把剩余的 1 ~ 2 剂疫苗打完即可，不需要重新接种。

虽然医疗机构通常会建议孕妇选择自费接种百日咳疫苗及流感疫苗，但必须强调的是，接种疫苗本来就是一种"预防胜于治疗"的策略，接种过程并非都是零风险，有些孕妇打了之后可能会引起手酸、疼痛等症状。所以，是否接种这类疫苗还是取决于孕妇本身，医院并不会强迫。

13 孕妇坐飞机会引发早产吗?

焦虑妇:"医生,我下个月要出国,坐飞机会有影响吗?"

淡定林:"基本上不会。"

焦虑妇:"那我会不会在飞机上早产啊?"

淡定林:"如果你会在飞机上早产,在地面也可能会早产,是否早产跟坐飞机无关。"

▶ 思宏的 OS ◀

孕期坐飞机跟早产是两回事,会不会早产也跟坐飞机无关,但请孕妇要有"风险自负"的概念哦!

很多孕妇想出国玩，却又担心乘坐飞机对胎儿有影响，甚至担心引发早产，常常问我该怎么办，这时我必须说几句比较直接的话。早产的原因有很多种，但乘坐飞机不是诱因。我也常常说，胎儿什么时候出生已经注定，如果孕妇在飞机上会早产，那即使不坐飞机，待在家也会早产，跟出去玩、乘坐飞机完全没关系，只是刚好在飞机上罢了。

因为目前并没有研究指出孕期乘坐飞机会影响孕妇或胎儿，所以，怀单胞胎35周前与双胞胎32周前，乘坐飞机基本上是没问题的，如果超过这个周期，则不太建议乘坐。不建议的原因是因为，即便尽可能精准地计算了预产期，也很难百分之百保证胎儿不会在旅途中忽然就想早点出来见爸妈。

所以医生必须和大家确定一个观念，孕期去哪里玩都可以，不过孕妇自己本身要有一个认知：怀孕后期出去玩，本来就有一些风险，而且你必须有"风险自负"的观念，因为一旦发生状况，谁都无法帮你，包括医生。

有些航空公司会需要孕妇提供适航证明，等于是要找医生写保证书，不过坦白说，医生虽然可以为你评估有没有早产风险，也可以帮你开适航证明，但真的无法担保没有任何风险，所以假如发生了状况，也请不要埋怨医生。

另外，有些孕妇要出去玩之前，会希望医生开点安胎药，但我想强调的是，安胎药实际上没有安胎功能（参考P137），如果真能安胎，干脆所有孕妇一直吃到生产就好啦，也不会发生早产之类的问题了。

至于有些人可能会问，听说很多女性长期频繁乘坐飞机容易导致不孕。其实这是因为太过频繁地出国让生理时钟乱了，才不容易怀孕，跟

乐
孕

乘坐飞机这件事同样一点关系也没有。

其实，如果真的很想出去玩，孕妇状况评估也大致没有问题，那么既然机票买了、酒店订了，就不要再乱想那些对现状无益的事情。假如真的有疑虑，担心这担心那的，心里不舒坦，那就忍忍吧，暂时不要出国去玩就好了。

14 胎儿的头太大、妈妈太娇小，会生不出来吗？

焦虑妇："医生，我这么矮会不会生不出来？"

淡定林："那待产那天记得穿高跟鞋来哦！"

焦虑妇："穿高跟鞋真的有用吗？那是不是越高越好？"

淡定林："……我开玩笑的啦！"

▶思宏的 OS◀

关于生不生得出来这件事，只有生的时候才知道，光凭孕妇或胎儿的外观，没人能预测。

胎儿头太大、孕妇太娇小，会不会生不出来？孕妇的屁股大，是不是就比较容易生？哎哟，抱歉我不会摸骨，也不会算命，这些问题真的只有到生的时候才知道，请孕妇们不要在生产前就烦恼这些问题，搞得自己紧张兮兮的。

胎儿的头多大才叫太大？医学上定义，胎儿头围超过35厘米，双侧颞骨长度超过10.5厘米才叫作胎头过大。但老实说，头围根本就没有绝对的大或小，即使头围在正常范围内，但生产时挤不出骨盆，也就是说骨盆相对小一些，那就会生不出来，这就是我们所谓的"胎儿胎头骨盆不对称"，也可以说是因为胎头太大。

而太矮的孕妇，往往在民间传说中被认为会因为骨盆相对较小而不好生，其实这些都没有绝对，我也看过娇小孕妇顺产出4000克的巨婴，所以还是生了才知道，产房见分晓吧。那万一生不出来怎么办？那就交给医生吧！借助专业的器械，例如用真空吸引或是产钳来帮忙，或临时改成剖宫产。

至于常常被夸奖看起来很好生的孕妇，如果生产时没有如你所想的10分钟就结束生产，也不用检讨自己出了什么问题，例如为什么屁股比别人大，还生得比别人久。其实，屁股大比较好生，本来就不是绝对。因为骨盆大，屁股会比较大，但是屁股大不等于骨盆大，而且如果屁股大是因为肌肉多，导致产道狭窄，反而更不好生。

所以，以上这些真的不是需要担心的问题，请各位孕妇放宽心，等到真的生不出来再说，医生总会有方法可以解决。况且，虽说好不好生看个人体质，但与其软躺在沙发上胡思乱想，不如好好进行饮食控制，避免胖太多、太快；在孕期认真运动，增强肌肉耐力，也能增加顺利且快一点生出孩子的概率。比如说游泳，因为游泳换气的规律节奏，类似生产用力时需要的呼吸技巧，或者定期做一些盆腔运动，也都有利于顺利生产。

别想了，动起来吧！

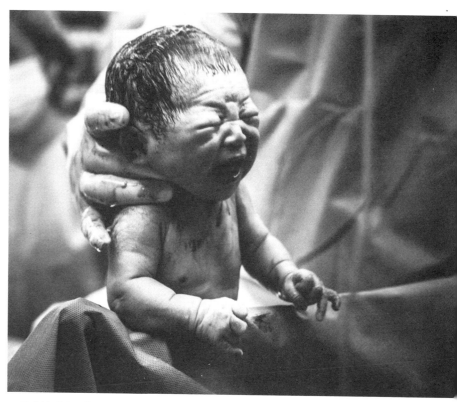

● 生命的感动，会说话的照片，一切尽在不言中。　　图片提供 / 良大摄影　立凯 LIKAI

15

写在之后，
真正的禁忌是……

焦虑妇："医生，你常说什么都可以吃，那有什么
是真的不能吃的？"

淡定林："酒！就只有酒，其他都可以。"

焦虑妇："完全不能喝吗？"

淡定林："对，要滴酒不沾哦！"

焦虑妇："那加在炖汤里面可以吗？"

淡定林："说实话，你是不是很想喝？"

▶ **思宏的 OS** ◀

　　江湖传言孕期禁忌上百款，实际上只要遵
守几个大原则，怀孕也能轻松又快乐。

很多孕妇都有这样的烦恼，怀孕后的生活，老是被限制这、限制那，好像过得绑手绑脚。我想在此告诉大家，怀孕不是生病，想吃什么、想干什么都没问题，从专业角度来看，实际上怀孕真正的"禁忌"，只有以下几件事：

1. 喝酒

这是我在书中一再强调的事情，孕期酗酒已经被证实是导致孩子先天缺陷、发育迟缓及神经发育障碍的"头号凶手"，所以孕期什么都能吃，但不要碰酒。

你说没酗酒，偶尔小酌几口有关系吗？但最新科学研究的答案是："滴酒不沾最好！"因为已有实证医学研究指出，如果孕妇在怀孕期间喝酒，即使只是小酌几口，和孕期滴酒不沾者生出来的婴儿相比，有喝酒的孕妇生出来的婴儿五官还是会产生影响，例如人中变平、上唇变薄、鼻子可能较短或鼻尖上翘。虽然这些变化可能非常细微，肉眼几乎察觉不到，但也让研究团队为酒精对于孩子未来的智力与神经发育的影响感到担忧。

重申一次，有的人千杯不醉，有的人一杯啤酒下肚就可以胡言乱语，你无法得知你孩子的酒量是好还是不好。所以啊，不要再说那喝一小口行不行？小酌一下应该没关系吧？为了胎儿的健康，务必要做到滴酒不沾哦！

2. 体重失控

孕期需控制体重是我一再灌输给孕妇的观念。有些人一怀孕就开启了"养猪计划"，大吃特吃还三餐进补，其实这也不能怪孕妇，因为就算你不吃，旁边的人也会不断喂食。

但我还是要提醒，胖太多对孕妇和胎儿来说都不是福气，孕期体重会影响孕妇本身的健康，胎儿的体重也会影响他后续的人生。假如胎儿在你肚子里就被养得太胖，将来孩子患上"三高"疾病的概率就会升高。所以，为了你和胎儿着想，怀孕期间一定要避免体重失控。正常情况下，孕期体重总共增加 8 ~ 12 千克是最好的。

3. 孕前没做的事，怀孕后硬要尝试

这是个很简单的道理，孕前本来就有在吃的东西、有在做的事情，怀孕后都可以继续吃、继续做，没问题。

但是本来不会游泳，怀孕后突然觉得：哎呀！好想要学游泳；或是怀孕前从来没滑过雪，怀孕后却决定出国去滑雪，这些都不建议。虽然说孕妇没那么脆弱，但还是要凡事小心，毕竟一般人面对生活中的新事物时都会有无法预知的风险，孕妇更应该小心才是。

世界上能做的事这么多，先选择本来有在做、习惯的事情就好，至于想完成的人生新挑战，就等到生产完再说吧！

怀孕后凡事量力而为，不过度担忧什么东西可不可以，不过度纠结什么事为什么不可以，我想你在孕期会过得更开心。

3

医生，我有特殊问题

01 孕期皮肤发痒怎么办？

崩溃妇："医生，我皮肤好痒，抓到快脱皮了！"

淡定蔡："最近有使用什么以前没用过的产品吗？"

崩溃妇："哦，上星期新买了一款妊娠霜……啊！就是开始擦之后皮肤就痒！"

淡定蔡："那可能是它引起过敏，要先停用哦。"

崩溃妇："那我的妊娠纹怎么办？"

淡定蔡："再继续擦下去，我担心你妊娠纹还没消，身上又多了一堆抓痕……"

▶ **昌霖的 OS** ◀

　　孕期很容易出现皮肤过敏的症状，无论是吃的还是用的，都要多加提防。

怀孕是件苦差事，除了挺个大肚子累得要命，很多孕妇会发现，自己的皮肤好像变得很脆弱，原本就有过敏症状的人可能会更严重；本来皮肤很健康、不知过敏为何物的人，怀孕之后居然也开始出现皮肤发痒等过敏症状，其实这大多是激素在作祟。

由于怀孕期间激素分泌发生变化，导致孕期中的皮肤发痒非常常见，包括孕期痒疹、湿疹、接触性皮炎、荨麻疹、异位性皮炎恶化等，这些过敏反应往往都要等到生产后，甚至哺乳期结束才会逐渐好转。

先别崩溃，虽然孕期可能会遭遇皮肤过敏之苦，但还是有办法减缓孕妇的不适感。

首先，最基本的原则就是，本来会让你过敏的东西，怀孕后尽量不要碰。如果你怀孕前吃虾蟹就会引发过敏，即使怀孕期间突然好想吃、不吃会睡不着，也请你要坚持忌口，假装这世界上没那种食物。

其次，很多孕妇一发现怀孕，可能会换新的保养品、补充保健食品，或者开始擦妊娠霜、按摩油等，但这些新产品也可能是引起过敏反应的主因。不一定是产品有问题，而是你的激素会改变你的身体，让你的皮肤变得比较脆弱。所以当你发现可能是某些生活中的新产品导致皮肤发痒时，不要再抱着"买都买了，不用很浪费"的心态，请马上停用。如果停掉后仍不见好转，而且症状还持续恶化，记得立刻向医生求诊。

有些孕妇常常忍到不能再忍时才来就医，原因是担心医生开的药会对胎儿造成影响，但仔细想想，怎么可能会有医生明知道你怀孕还开药害你呢？

皮肤过敏看似不是什么大病，可是真的发作起来，会让人睡都睡不好，无论是生理或心理上都饱受折磨，你觉得这样对胎儿真的好吗？

为了胎儿好的心情，医生当然理解。当孕妇就医时，我们也会从文献报告与经验累积中挑选安全的药物，在安全的剂量范围内对症下药，既可缓解孕妇的痛苦，又不会影响胎儿。

（本文由禾馨医疗孕妇小儿皮肤特别门诊负责医生蔡昌霖协助提供）

O2 天啊，出血了！

紧张妇："医生！我又出血了，会不会流产？"

淡定林："不会啦，只是胚胎着床不稳定，补充黄体酮就好了。"

紧张妇："那下次再出血怎么办？"

淡定林："就再来医院检查呀！因为每一次的状况不一定一样！"

▶ **思宏的 OS** ◀

　　孕期不正常出血是很常见的问题，请各位孕妇不要一看到出血就以为会流产，赶紧到医院检查就对了。

医生·我有特殊问题

虽然出血是孕期常见的状况，但因为怀孕的前 3 个月，胚胎还不稳定，孕妇看到出血都会超紧张。其实出血的原因很多，不一定代表流产。而且，一般很难从出血量判断原因，所以一旦发现出血，立刻就医准没错。

孕期前 3 个月出血主因大致有下面几个：

1. 孕酮分泌不足

卵巢分泌孕酮不足，会造成胚胎着床不稳定而出血，通常补充黄体酮后便可改善出血情况。试管婴儿若是冷冻胚胎，非自然周期，孕妇的卵巢也就没有黄体的生成，就必须通过补充黄体酮和雌激素来调整生理周期，进而选择适当的着床时间。

2. 子宫颈息肉

由于怀孕期间激素的刺激，子宫和胎儿都会变大，此时子宫内的腺体、息肉也会跟着变大，而且息肉生长的速度很快，可能怀孕 10 ~ 12 周就长到 2 ~ 3 厘米大小。由于子宫颈是相当敏感的组织，有时走路摩擦，便会导致息肉出血，再加上息肉容易造成反复大量流出鲜血，常常吓坏孕妇，实际上它并没有危险，也与流产无关。假如孕妇出现反复出血的情况，并且在补充黄体酮后仍未见改善，建议尽快就医安排内诊，经过医生评估后，只要息肉生长在可以摘除的位置，便可予以摘除，不用太过担心。

3. 正常着床性出血

胚胎进入子宫的过程中导致出血，就像钻到地下水管会喷水，这种状况下按理说会自行止血，不会有严重影响。

基本上，在胚胎正常的情况下，上述出血状况都不需要太担心，通常不会影响到胎儿。即使是正常的胚胎，在怀孕初期也会发生着床不稳的现象，此时只要多补充黄体酮，胚胎就会趋于稳定。

但若是特殊情况，如异位妊娠、胚胎异常（参考 P164）导致的出血，胎儿基本上是不可能健康长大了。建议若有这样的问题应该安排进一步的检查，而不是流产后就算了，有时这种心态，反而会让很多可以被检查出原因的疾病变得更复杂。

不过，出血问题不只会出现在怀孕初期，中后期由于子宫颈充血、水肿等状况，更容易出现正常性出血，这没什么特别原因，就像有些人会流鼻血，不一定有特殊原因，但也不会造成大碍。

只是，怀孕中后期有出血状况，还是会让人担心会不会早产，或是前置胎盘、胎盘早期剥离，这些状况比较危险，容易影响到胎儿。所以，除了出血，出现下列情况时也务必立即就医。

·**阴道出水**：可能是羊水破了，或是阴道感染，须由医生判断检查。

·**发热**：切记，孕妇最好不要发热，否则很容易影响到胎儿。发热可能是感冒或是身体的炎症反应引起，要特别小心。

·**出现规则阵痛**：当你出现每次 5 ~ 10 分钟，超过 1 次以上的规则阵痛时，赶快拿起待产包，让老公送你去医院吧！

·**剧烈头痛、水肿、血压过高**：很有可能是子痫前症（参考 P142）的征兆，不能忽视。

我明白孕妇对胎儿小心翼翼的心情，总是害怕胎儿不能平安出生，往往一发现有些征兆，就立刻联想到流产之类的状况。坦白说，自己吓自己根本无济于事，这时候别瞎操心，保持理智，立刻就医，交给专业医生判断，就能及时做出最恰当的处理。

医生，我有特殊问题

前置胎盘与胎盘早期剥离

前置胎盘引起的出血，通常出现在 20 周之后，不会发生在怀孕早期。由于 20 周之前胎盘与子宫还相当接近，但随着周数增加，子宫逐渐变大，胎盘却仍盖住子宫颈，便是所谓的前置胎盘。

经过产检后，如果医生告知有前置胎盘的状况，也不必太过紧张，凡事小心，保持一般正常生活就好，并且减少腹部用力的运动，例如跑步、深蹲，但是务必准时回诊，出血量大时要尽快就医。

因为前置胎盘造成的出血称得上是急症，很可能有胎盘剥离的风险，若情况紧急，便很可能要赶快将孩子生下来，或是住院安胎，而且必须以剖宫产的方式进行生产，不建议顺产。

03 宫缩好厉害，
是不是要生了？

紧张妇："医生，今天我痛了一个下午，是不是要生了？"

淡定林："有一阵一阵的吗？"

紧张妇："没有啊，就一直很痛。"

淡定林："你中午是不是吃很饱？"

紧张妇："对啊，我去吃自助餐了，你怎么知道？"

淡定林："那我想，你去解个大便应该就不会痛了。"

▶ 思宏的 OS ◀

宫缩跟早产、生产是两回事，而越后期的宫缩会越让人疑心是不是产兆，记得要先分辨宫缩是真性还是假性。相信实证医学，而不是相信别人说的，孕期会更快乐。

怀孕期间的子宫收缩（简称"宫缩"）现象是最容易引发孕妇紧张的状况之一，但我想先说明，怀孕后子宫变大，产生宫缩是正常现象，就连生产过后也会宫缩，以避免大出血。基本上 20 周以前很少会产生宫缩，20 周起子宫便会开始自发性地收缩，白天比较少发生，到了晚上会比较频繁出现。

孕期不可能没有宫缩，所以孕妇遇到宫缩其实不用那么紧张，最重要的是学会辨别你的宫缩是不是真的，毕竟假性宫缩是孕期很正常的现象。

一般来说，假性宫缩不会有规则性，肚子虽然变硬、紧紧的，但不会痛，孕妇都还能谈笑风生呢，而且休息一下就会缓解。而真的宫缩会有规则性，一个小时达 6 次以上，也会痛，还会越来越强，这种真的宫缩会造成子宫颈软化、扩张，需要视情况判断。

虽然假性宫缩是孕期正常现象，但如果真的不适，应该检查造成宫缩的原因，比如膀胱炎、尿道炎、阴道炎等炎症，或感冒咳嗽、便秘、腹泻等，这些都会引起假性宫缩，从根本原因下手解决，才能够减少假性宫缩的频率。

针对假性宫缩，有些医生会开安胎药来舒缓不舒服的症状。但我要强调的是，安胎药本身没有安胎效果，实证医学已经证明没有药物可以减少早产的发生。安胎药其实只是在减少假性的子宫收缩，以及减缓因为收缩而产生的不舒服感觉，但它绝对不是为了安胎、避免早产。

还有孕妇会问，自己需要卧床安胎吗？其实实证医学也已指出，完全卧床并不能预防早产，卧床安胎只适用于子宫颈闭锁不全的孕妇。由于这样的孕妇子宫负重的能力本来就较弱，所以才需要躺着，以避免早产，但并不是每个孕妇都需要躺着安胎。

在这里我也想特别说明，想确认是否会早产，并非由宫缩来判断，而是可以在 22 ～ 35 周进行 FFN 早产筛查，假如在阴道内发现胎儿纤维粘连蛋白检查结果为阳性，加上子宫颈测量长度未超过 2.5 厘米，便有早产可能。

至于 35 周之后，由于周数大，胎儿的力度变强，孕妇会有明显感觉，加上怀孕后期挺个肚子实在很累，会产生很想赶快生却又怕周数不足这种期待又担心的矛盾心情。在此状况下，宫缩状况常让孕妇更紧张，担心是胎儿要准备出生的征兆。此时就像我前面强调的，请先判断是不是真的宫缩，下列三点完全符合，才是真性宫缩，表示有可能要生产了。

第一，会痛（假性宫缩会导致肚子发紧，但不会痛）。

第二，痛感持续 1 分钟至 1 分半钟，每隔约 10 分钟反复出现，1 小时超过 6 次（假性宫缩没有规律性）。

第三，休息之后，痛感也不见减缓（假性宫缩休息后会减缓）。

以上三项，只要有一项条件不符，就不算真性宫缩，毕竟吃冰的东西、运动、腹泻都会造成假性宫缩，学会判断真假，你就能少一些慌张。尤其那种痛会持续一整个下午的，通常都不是真的，八成是因为吃太饱、想大便，或者胎儿变换姿势。

说真的，胎儿什么时候出生已经定了，从这里就可以看出校正预产期的重要性，如果预产期抓得准，通常胎儿很少会早于 38 周生产。另外也想跟孕妇沟通一个观念，如果你在 34 周之后出现真性宫缩，其实没必要再担心早产的问题，这个周数胎儿的大小、成熟度都已经足够，所以 34 周以上的早产现象，现代医学都是建议可以直接生产了。

也就是说，当你怀孕满 34 周，代表你已基本尽到你的责任，一旦出现真性宫缩的产兆，不如就直接生了吧。再说，形成早产的原因有 50%

是因为感染，如果强行把胎儿安在一个可能感染的环境之下，长期来说对胎儿并不好，所以真的没必要强行安胎。

子宫颈闭锁不全

子宫颈闭锁不全指的是子宫像个没绑紧的束口袋，当怀孕到18～22周、胎儿长到400～500克时，子宫便撑不住重量，所以子宫颈闭锁不全的孕妇第一胎往往留不住。如果有这种情况，第二次怀孕时，建议在14～16周行子宫颈缝合手术来预防早产。

04　感觉不对劲就得吃安胎药吗？

焦虑妇 A：“医生，我下星期要出国，可以开安胎药给我吗？”

焦虑妇 B：“医生，我最近一直宫缩，好怕早产，需不需要多吃一点安胎药？”

焦虑妇 C：“医生，宝宝最近动得很厉害，是不是在挣扎？要不要吃安胎药？”

焦虑妇 D：“不管安胎药是什么，都给我来几颗。”（爱开玩笑）

淡定林：“其实安胎药并没有安胎功能，不要当安心丸吃啊……”

▶ 思宏的 OS ◀

安胎药也是药，吃了可能会有心悸、手抖、气喘、胸闷等副作用，没有需求就别吃了吧。

"子宫一收缩就要安胎，否则会早产"，这绝对是孕妇界常见的谣言之一，所以我也一直跟孕妇强调，事实上子宫在孕期会收缩是再正常不过的事，只要不会痛、频率不规则、不频繁、休息后会好转，具备任何一项，就是假性收缩，一般不会有早产的可能性，不要太担心。还有重要的一点就是，其实安胎药根本没有安胎效果，只能减少假性子宫收缩。

相信来过我门诊的孕妇都知道，我很少限制孕妇不能吃什么、不能做什么，也很少开安胎药，毕竟安胎药也是药，一样会有副作用，包括心悸、手抖、胸闷等。虽然这些症状没什么大碍，但是怀孕已经够辛苦了，何必还要忍受这些副作用，根本就是让身体与心理的不舒服雪上加霜。况且，假性宫缩休息后就会好，为什么非得吃安胎药？

假如假性宫缩真的让你很不舒服，让你睡不着觉，影响睡眠质量，那当然可以吃一两颗安胎药缓解症状，但千万不要将安胎药视为万灵丹，感觉不对劲就服一颗安胎药，出去旅行也一定要吃安胎药，这样就太过了。

老实说，我真心觉得现在许多的医疗都是防卫性医疗，安胎药真的是被妇产科医生滥用了，如果你担心早产或其他异常，应该找专业的医生进行相关的早产筛查（FFN），或是子宫颈长度测量，而不是觉得安胎药服下去就没事了。假如到医院检查后，结果都没有异常，那就应当尽量避免在非必要的状况下使用安胎药。

05 孕期健康检查异常怎么办？

焦虑妇："医生，我的健康检查报告出来了，有异常怎么办？"

淡定林："哪里异常？"

焦虑妇："报告写我的腰围过大了。"

淡定林："太太，你是不是忘记自己是孕妇了？"

▶ **思宏的 OS** ◀

怀孕本来就会使身体产生变化，健康检查数值有部分异常是正常的。

怀孕本来就是一段会让身体产生剧烈变化的过程，所以孕期的健康检查报告往往有几个部分会出现异常，其实这都是很正常的现象，不要太担心。

除了上面讲的"腰围过大"，还有哪些是因为怀孕造成的异常呢？

贫血：孕期因为血流量增加，血液会被稀释，所以很多孕妇会有贫血的症状，建议多吃瘦肉、动物内脏等含铁量高的食物；或者多吃樱桃、猕猴桃以及深色蔬菜，如青椒、红椒等，多摄取维生素C，这些都有助于改善贫血症状。

胆固醇：怀孕时因为身体要多供营养给胎儿，所以经常出现胆固醇暂时较高的现象，只要数值没有高出太多，就不必用药，也不必太过担心。

甲胎蛋白：怀孕时检查到甲胎蛋白过高，并不代表肝脏有肿瘤，纯粹是因为你怀孕了而已。

当然，如果你还是有疑虑，不问个水落石出就吃不下饭、睡不着觉，焦虑到随时都想吼老公，那就带着你的健康检查报告询问妇产科医生吧。如果数值真的超出正常范围太多，医生也会做相应处理。

此外，有很多妈妈在哺乳期间发现胸部有硬块，事实上这并不是怀孕或哺乳造成的，而是平常大家都忽视了乳房健康，直到哺乳时才意识到。所以，除了一般健康检查之外，我也建议孕妇在怀孕4~6个月时，进行乳房超声检查，在哺乳前替自己的乳房好好做一次健康检查，别只顾着关心胎儿健康，却忽略了自己的健康。

其实，除了怀孕期间的产检，我也建议孕前先做一次健康检查。一般来说，检查主要项目包含女性本身有无糖尿病，夫妻双方有无地中海贫血，是否感染过梅毒，有无风疹的抗体，男性精子数及活力等。

为什么怀孕前该做健康检查？以糖尿病举例，如果女性本身就患有糖尿病（非妊娠糖尿病）且控制不良，则有造成胎儿异常的可能性，例如胎儿尾椎发育不良、畸形等。所以，如果孕前就检查出有糖尿病，就能提早准备，先将身体的血糖状况控制好再作怀孕打算。

最后要提醒大家的是，别以为孩子生出来就没事了，妈妈不仅要照顾好孩子，更要好好照顾自己。我强烈建议产妇生产后半年内再去做一次健康检查，评估生产过后自己的身体状况是否已经完全恢复正常，而且最好养成定期体检的习惯，照顾好自己的健康，这样才是一个负责任的妈妈哦！

06　什么是子痫前症？

淡定妇："医生，我怀上一胎时没发生子痫前症，这一胎还需要检查吗？"

淡定林："最好检查一下，上一胎没有不代表这一胎不会发生。"

▶ **思宏的 OS**◀

我真心觉得子痫前症是很糟的产科急症，所以早期筛查非常重要，能够大幅度降低子痫前症发生的概率。

子痫前症又称为妊娠毒血症，主要是胎盘功能有问题引起的。胎儿在孕妇体中，完全依靠孕妇的血液循环，通过胎盘供给营养，基本上小周数的孕妇不会有问题，但周数越大，胎儿需要的养分越多，此时功能不佳的胎盘会养不起胎儿，便很可能造成子痫前症。

为什么呢？打个比方，孕妇像个马达，当胎盘功能不佳，为了维持胎儿生命，就必须加强马力，才能通过胎盘把更多的营养供给胎儿。而孕妇加强马力，血压相对就会上升，而过高的血压便很可能引起中风，所以医疗人员需要帮孕妇降血压，就像将马达关掉，马达一关，胎儿养分就不够，于是就进入一个无止境的恶性循环。

在这样的状况下，究竟应该让孕妇这个马达继续运转供给胎儿营养，还是要赶快关掉马达让孕妇血压降下来，就形成了该顾胎儿还是顾孕妇的两难。这样的恶性循环，会让孕妇的血压经常不稳定，有些人的收缩压甚至会高达 160mmHg 以上，舒张压则超过 110mmHg，若再伴随蛋白尿症状的产生，几乎可确定诊断为子痫前症。

因为子痫前症是胎盘功能不佳引起的，所以除了对孕妇有影响之外，也会限制胎儿发育成长。坦白说，想根本解决子痫前症的问题，唯一的方法就是生出孩子，让胎盘与母体剥离。但目前并没有治疗胎盘功能的方法，孕妇只能通过多运动来增强胎盘功能，或是尽可能采取预防措施。

由于子痫前症的发生很难预料，大多孕妇前期血压都很正常，直到后期才开始出现血压升高的状况，现代医学已经能够通过早期的子痫前症筛查找出高风险的孕妇族群，运用药物及改善生活习惯，希望尽可能预防子痫前症的发生。例如在怀孕 11～14 周进行子痫前症筛查，或者胎盘功能检查，若被诊断为高风险的孕妇，可服用阿司匹林增强血液循环，并且补充抗氧化剂，例如维生素C或维生素E，以及维生素D。

有些人以为孕前血压高、肥胖，或者高龄产妇比较容易出现子痫前症，目前看来这并不是定论，还是必须通过早期的子痫前症风险评估，尽可能降低孕妇患上子痫前症的风险。

至于是否每一胎都需要筛查子痫前症，我个人建议是每一胎都要进行筛查，因为造成子痫前症的两大主因，一是母体子宫动脉血流不佳，另一个原因则是胎盘生长因子太低导致胎盘功能不佳。子宫动脉血流不佳，是因为孕妇本身体质问题，怀再多胎也不会有太大改变。但是胎盘就不一样了，每一胎都会改变，上一胎的胎盘功能很好，这一胎的胎盘功能却可能变得不好。所以，即使上一胎没有子痫前症，也不能保证这一胎能完全避免，最好还是进行早期子痫前症的筛查。

07 子宫肌瘤会影响胎儿吗？

紧张妇："医生，我的子宫肌瘤会影响到宝宝吗？"

淡定林："不会啊！"

紧张妇："那肌瘤会不会把营养抢走？"

淡定林："不会啦！"

紧张妇："可是你说我的肌瘤有变大，怎么办？"

淡定林："女人的肚子都可以怀双胞胎了，更何况只是一颗肌瘤，放心吧。"

▶ 思宏的 OS ◀

孕期肌瘤变大很正常，女人的肚子都可以怀双胞胎了，一颗肌瘤就算长到 10 厘米也不会比胎儿大，所以请采取"和平共处"的方式来面对吧！

子宫肌瘤是一种良性肿瘤，不一定会转为癌症，所以不一定需要割除，除非它已经大到会引起贫血、经血不停，甚至压迫到胃肠道，引发尿频、便秘等症状，否则医生通常不会主动建议割除，主要还是依孕妇本人意愿而定。

不过，很多孕妇一开始听到会吓得半死，一下子担心早产，一下子怕影响胎儿发育，以下的说明提供了几个概念，我想会让孕妇们更安心。

1. 不管是长肌瘤后才怀孕，还是怀孕期间才长肌瘤，对胎儿的影响都不大

我们的子宫都可以怀双胞胎到足月了，就算是 10 厘米的肌瘤，才不过一个足月儿"头"的大小，实在不用太担心，就当作怀一对双胞胎吧。

即使肌瘤在孕期跟着变大，也不需要过度担心，甚至可以说是一件很正常的事情，因为怀孕后，你的子宫和胎儿会越来越大，肌瘤当然也会跟着变大。很多产妇生产之后，过了几个月就发现肌瘤变小了，甚至消失不见，所以请放宽心，让它和你与胎儿和平共处即可。而且肌瘤大或小，通常不是问题，该注意的反而是它的位置。

2. 肌瘤不会造成早产

肌瘤跟早产一点关系也没有，不过根据肌瘤生长位置的不同，有可能会引起胎位不正的问题。

依据肌瘤生长的位置，大致上可分为浆膜下肌瘤、肌壁间肌瘤、黏膜下肌瘤三种。浆膜下以及肌壁间肌瘤通常不会有影响，只有黏膜下肌瘤会因为生长位置的关系，使得胚胎较不容易着床，不过一旦怀孕了，也不会造成太大影响。所以，计划怀孕的女性，如果有黏膜下肌瘤，可以先考虑割除，能够使胚胎更容易着床，提高受孕率。

还有另一种状况，假如肌瘤长在子宫颈的位置，可能会导致不适合顺产，医生通常会建议剖宫产，但一般而言也没什么大碍。

3. 不必特别为了处理肌瘤而选择剖宫产

但如果因为其他原因，决定剖宫产，是可以在剖宫产时一起处理肌瘤的（这点还是必须尊重你主治医生的专业看法及决定）。在禾馨，我们会给孕妇打强力的子宫收缩剂，所以几乎不会增加出血量，一般是可以一起执行的。

4. 怀孕期间，肌瘤有时候会产生并发症

有一种比较特别的情形叫作肌瘤变性，是因为怀孕让肌瘤快速长大，原本细小的血管无法供应肌瘤内部，造成缺血坏死，所以会有坏死性疼痛的问题，但一般症状持续约一周，它自己会好转，可以配合止痛药来改善症状。

老实说，在现代社会中，许多女性都有子宫肌瘤的问题，只是不一定会发现。有些孕妇甚至是第一次产检时才发现自己有子宫肌瘤，然后就开始愁云惨雾，生怕影响胎儿发育。比较起来，我觉得孕妇整天担心烦恼的问题比一颗肌瘤严重多了，肌瘤本就是良性肿瘤，但负面心情才是怀孕中最该避免的。总而言之，不要自己吓自己，子宫肌瘤对于胎儿通常是不会有影响的。

O8 | 高龄产妇风险高吗？

紧张夫："医生，我太太是高龄产妇，我怕她体力不好，生孩子会很累。"

淡定林："你健康检查有什么问题吗？平常有运动吗？"

焦虑妇："检查没发现问题。有持续运动，前几个月刚跑完全程马拉松。"

淡定林："先生，你太太的体力可能比很多年轻产妇还要好，不用担心。"

焦虑妇："可是我超过 35 岁了，真的没关系吗？"

淡定林："只要产检没问题，你跟一般孕妇没什么两样啊！"

▶思宏的 OS◀

高龄产妇不完全等于高危险产妇，低龄产妇也不完全等于低危险产妇，年龄只是判断产妇生产风险的其中一个标准。

很多人以为高龄产妇生孩子一定很危险，其实，高龄不完全等于高风险，有些人注重养生，吃得健康营养，也有固定运动，身体年龄反而比同龄女性来得年轻；相反地，如果本来就不重视健康，即使年纪轻轻也有可能毛病一堆。比起出生年次，身体年龄更真实，会更直接影响孕妇的体力、生产风险等，所以除了出生年次之外，孕妇更该注意的是自己的身体年龄。

整体来说，高龄产妇的风险分成三个部分，如果都排除了，其实所承担的风险跟年轻孕妇是一样的。

1. 染色体异常风险

在身体无异常的情况下，高龄产妇与低龄产妇唯一的差别在于，高龄产妇染色体异常的风险较高，但目前可以通过非侵入性染色体检测（NIPS）、孕早期妊娠风险评估及颈部透明带检查、羊膜穿刺染色体检查及羊水芯片检查等方法，在20周前确定胎儿是否有染色体异常的情况。假如确定胎儿没问题，就不用担心高龄对胎儿造成的影响。

2. 本身疾病风险

目前对于高龄产妇的定义是超过34岁，如果你已经到了这个年龄，我建议你怀孕前先进行健康检查，因为如果有高血压或糖尿病等自身疾病，怀孕风险相对较高。如果肝肾功能、胆固醇指数、体脂率、BMI值都正常，没有高血压、糖尿病等慢性疾病，子宫动脉血流也正常，那基本上可以放心，即使高龄，你的生产风险也未必比较高。

相对地，低龄产妇如果身体状况不佳，就要把自己当高龄产妇看待，更要注意营养的摄取及孕期保健，别仗着年轻就以为生产风险低。

3. 自己觉得自己高风险或是大家觉得你高风险

这点比较困扰，首先高龄产妇必须先相信自己没问题，不然一切免谈，再者要找到值得信赖、相信你没问题的医生。

至于有些孕妇因为担心生不出来而选择剖宫产，基本上我尊重每个人的选择，但我必须强调，是否选择剖宫产，应该出于你个人的意愿，而不是认为高龄产妇只能剖宫产。

如果你问我，高龄产妇还有哪些特别要注意的。我只会说，依照平常心，将自己当成一般孕妇就好。我知道，很多压力来自于旁人，听到你是高龄产妇就七嘴八舌提醒你不能如何、不能吃什么，所以你更要保持轻松愉快的心情，懂得适时放空，别把这些无来由的压力全往心里堆。

此外，我也真心觉得高龄产妇必须被重新定义，再也不是几十年前的 34 或 35 岁，应该更往后延，我觉得后移到 42 岁比较合理，否则只有徒增忧虑和剖宫产率，以及让孕妇自己吓自己而已。

09　怀双胞胎需要注意什么？

焦虑妇："医生，怀双胞胎的话，我是不是要多吃一点？"

淡定林："不需要啊，注意营养均衡就好。"

焦虑妇："那要不要吃双份维生素？"

淡定林："不用，一份就好。一人吃够，三人都可以补。"

▶ **思宏的 OS** ◀

　　怀双胞胎不需要特别补充过量营养品，而且也不一定等于高危妊娠，要依据胎儿状况而定。

肚子里有一个孩子，就足够让孕妇焦虑烦恼到睡不着，更何况怀双胞胎，除了心理压力，身体承受的重量及不适感等都加倍，时不时还要听别人说："肚子好大好低喔，是不是要生了？"想想就很复杂。其实你可以放轻松，怀双胞胎的风险没有想象中的那么高。

先来上堂课。双胞胎可以分为异卵与同卵，异卵双胞胎有各自的脐带与胎盘，就好像住在同一层楼的两个房间，而且这两个房间有自己的卫浴设备，胎儿不用互抢。简单来说，就是两个人各住一间房。

而同卵双胞胎又可以分为同卵不同羊膜以及同卵同羊膜，同卵不同羊膜就像两个人住在要共用卫浴的雅房；同卵同羊膜的胎儿则是有同一个胎盘、不同脐带，两个人则像睡在同一张双人床。

用了这个比喻，应该很明显看出，同卵同羊膜的胎儿因为睡在同一张双人床，具有较高的风险，比较容易发生脐带打结的状况；而异卵双胞胎的风险最低，毕竟两个胎儿各过各的，当然风险低。

所以，怀双胞胎不一定等于高危妊娠，还得看你是什么情况。而且，虽然双胞胎早产率较高，但只要怀孕已足月，选择一般诊所生产就好，未必一定要到医学中心等级的院所生产。

还有，我常听说怀双胞胎的孕妇认为要拼命吃，才能给两个胎儿足够的营养。不要这么冲动好吗？其实只要营养均衡健康就行，真的不必刻意多吃，毕竟旁人一定会常常向你喂食，也不太需要担心饿到。

我反而认为，怀双胞胎需要的运动量更大。因为怀双胞胎的孕妇激素上升得更厉害、肚子大得更快、身体更容易水肿、心肺负担也更大，所以怀双胞胎时其实更需要运动，强化肌肉与体力，才有办法负荷整个孕期的重担。

总之，即使怀双胞胎也不用太担心，你和一般孕妇没什么两样，只是负担比较大。不管是饮食还是维生素补充，都只要一份就好，真的需要准备两份的，就是孩子的衣物、生活用品和安全座椅，这才是最实际的东西。

10 胎位不正怎么办？

淡定林："很好，女儿大小都正常，胎位是正的喔！"

漂亮妇："所以我女儿是正的？"

淡定林："对呀！现在 32 周胎位是正的，以后应该都是正的了。"

漂亮妇："老公，太好了，我们女儿是正妹！"

淡定林＆丈夫："……"

▶ 思宏的 OS ◀

若胎位不正必须选择剖宫产，并不会对胎儿造成不良影响，请别担心！而且，胎儿不管怎样，在父母眼中都是最正的啦。

在诊间，常遇到很多孕妇知道胎儿胎位不正就拼命问怎么办，我的回答永远都是：30 周之前胎位不正没关系，又还没有到要生的时候。胎儿漂浮在羊水里，本来就会时常变换位置和方位，基本上要到 32 ~ 36 周才能确认胎位正或不正。

所谓的正常胎位指的是胎儿"头部朝下、臀部朝上"，其他臀位、横位、额位等就属于胎位不正。

胎位不正的成因有很多，需要视具体情况而定，但老实说影响并不大，只是孕妇容易更不舒服。例如臀位的胎儿，因为头在上方，会顶得孕妇的肚子特别紧、想吐，胎儿在下方的脚则会时常踢到孕妇膀胱，导致尿频等状况出现。

种种因胎位不正带来的不舒服，只能请孕妇多担待一点，同时也不用太担心，胎位不正通常不会有太大影响，也不会影响胎儿的四肢发展。况且到了 36 周前，胎位转正的概率有 80% 以上，更别说还有的胎儿是出生之前才突然转正的呢！

有的孕妇会做膝胸卧式，希望矫正胎位，我不反对这样做，只是矫正成功的概率并非百分之百，谁也没办法跟你担保有几成概率，孕妇千万不要得失心太重，毕竟胎位究竟会不会转正，本来就不是你能决定的。

那么，如果到生产前胎位还是不正怎么办？其实也不用太担心，通常医生会视情况建议剖宫产，只要生产过程没问题，对胎儿不会造成不良影响。

时代在变，大家的思想也在更新，有些孕妇知道胎儿胎位不正反而很高兴，为什么？因为她本来就想剖宫产，这样一来不就更名正言顺了吗？

当然我不是说剖宫产一定比较好，而是希望各位孕妇的心情都能这样转个弯。同样一件事，别老是执着于让自己担心的一面，偶尔也换个角度，看看值得开心的那一面。你会发现，在辛苦的怀孕过程中，还有很多属于你的小确幸。

乐孕

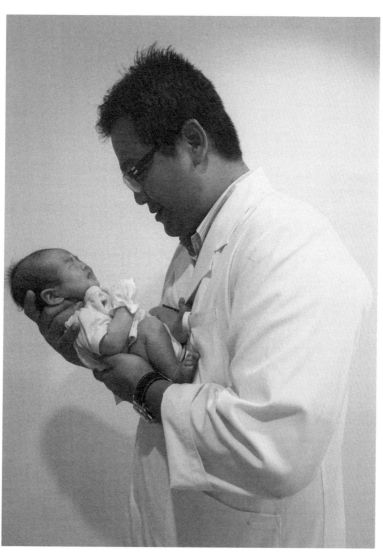

● 谢谢你们，让我参与生命诞生的过程。

图片提供 / Rachel Peng

11 如果新生儿早产，
就得住保温箱吗？

忧愁妇："医生，我很担心万一早产，宝宝出生后
要住保温箱。"

淡定林："保温箱又不是监狱，不用担心啊。"

忧愁妇："可是住保温箱，感觉宝宝好可怜。"

淡定林："保温箱是为了提供宝宝更适合成长的环
境，避免你的孩子失温，不是把他丢着不管，别担心。
更何况，你又不是一定会早产！"

▶ **思宏的 OS** ◀

对产妇来说，保温箱好像一个大魔王，如
果对保温箱有恐惧和担心，就请把保温箱想象
成一个没有羊水的子宫吧。

"我的宝宝是不是要住保温箱？"这应该是每一位孕妇脑海都曾闪过的问题，在你们心目中，保温箱是一个大魔王，一旦住进去就好像进了看守所，还会被编上号码拿牌子（编号9487）照相一样。

其实大家可以放宽心，因为保温箱本身根本没有医疗效果，充其量就是提供一个温暖的环境而已，你可以把他想象成没有羊水的子宫，也是能够让新生儿好好长大的空间。

一般来说，体重小于2000克或是37周前就出生的新生儿，比较有可能需要住进保温箱，这些早产儿或体重较轻的新生儿，皮肤的保湿能力还没发育完全，容易干燥、失温，所以保温箱就像是一件保暖的外套或发热衣，加上保湿的面膜，提供胎儿温暖的屏障，维持他的体温。如果太急着要新生儿早点出保温箱，因为外界的温度不稳定，就好像他还没自己准备好穿上衣服，你就帮他脱下外套和发热衣，让他很容易生病。

另一方面，有些新生儿需要浓度较高的氧气，在保温箱这种限制空间的环境中，就能维持氧气的浓度。针对新生儿的需求设定，还能够随时监测血氧状况，让新生儿处在一个更适宜生长的环境中。

这样说明之后，是不是觉得保温箱并没有那么可怕，胎儿住在里面也没有这么可怜了？

至于新生儿什么时候可以离开保温箱，这必须视个别的状况而定，只要新生儿已经具有自行呼吸、保持恒温的能力，就可以正式踏入这个花花世界，往后的生活也与一般人无异，身体并不会特别脆弱。

有可能早产的胎儿要打肺泡成熟剂吗？

如果胎儿还在孕妇肚子里，就被判断有可能在 34 周以前就出生的话，医生会给孕妇打肺泡成熟剂，这是一种低剂量的类固醇，可以加速宝宝 II 型肺泡细胞的成熟，对孕妇不会有任何影响。

但必须说明的是，肺泡成熟剂不是万灵丹，举例来说，假设打了之后，胎儿在 26 周就提早出生了，肺泡成熟剂有可能让他的肺泡达到 28～29 周的成熟度，却不见得能与足月出生的胎儿一样成熟。

简单来说，肺泡成熟剂只是一种预防性措施，有助于早产儿往后的医疗照护。

12 给曾经流产的你

悲伤妇A："医生，是不是因为我喝了薏仁汤，宝宝才流掉了？"

悲伤妇B："医生，是不是因为我坐在桌角旁才害宝宝流掉了？"

悲伤妇C："医生，我婆婆说我命中克子，所以才保不住小孩。"

疗愈林："以上这些绝对都不是流产的理由，不要拿没根据的谣言惩罚自己！"

▶ **思宏的 OS** ◀

　　流产有时是不可避免的染色体异常状况，绝对不是你吃了什么、做了什么造成的。究竟要正面看待还是一直在自责的情绪中打转，全看你怎么选择。

对许多孕妇来说，从知道怀孕的那一天起，就期待着孩子出生，即使孕期充满各种不舒服、不方便，还得面临身体出现的剧烈变化等状况，但想到为了胎儿好，很多事情都甘之如饴。

如果说迎接健康平安的新生儿是最欣慰的一件事，那么，最伤心的事莫过于流产，根本没有机会亲手抱抱自己的孩子。因此，胎死腹中是所有孕妇最担心、害怕的事情，毕竟胎儿在你肚子里，根本看不到他的动态，每次产检又会间隔一段时间，平常只能依靠感受胎动来让自己安心。

坦白说，流产听起来很严重，但实际上流产过的女性比你想象中还要多，每年比例在1/6～1/5，也就是每个女人每次怀孕却流产的概率高达15%～20%。这当中包含了"还没察觉怀孕就流产"的状况，例如本身生理期不规则，即使出血了也误以为是月经报到，根本没察觉自己流产，还有很多女性遇到这种状况也不敢讲、不愿意多说。

医学界对于大周数流产的定义是"胎儿大于20周、超过500克却留不住"，但定义归定义，其实无论周数大小，流产对于孕妇或家人而言，绝对是种心理创伤。很多孕妇会怪罪自己，不停检讨是否哪里有问题才导致胎儿流掉，是不是昨天移动了桌子？是不是隔壁邻居在施工？是不是前天晚餐吃了什么……不仅如此，自己已经够难受了，还可能要承受旁人的指责或压力，根本就是双重煎熬。

流产的各种理由我都听过，但我想说的是，孩子先去当小天使已经是无法改变的结果，再多检讨、怪罪都无法扭转事实，如果不试着采取积极的态度，则往往会一直卡在死循环中，很难走出这个创伤带来的阴影。

一般来说，如果孕妇本身就有自体免疫疾病，容易形成血栓、高血糖，导致血管功能较差，或是因妊娠糖尿病造成羊水太多、胎儿太大，这些情况下，流产的概率会比较高。此外，胎盘功能不良也可能是突然胎死腹中的一项原因。这也是为什么我一直强调要运动，因为运动可以让血管变得更强壮、有弹性，同时能够改善胎盘功能，对于胎儿当然有帮助，而且运动也有助于缓解压力、放松心情。

此外，我真心建议，假如你曾经反复流产，请你务必到医院或妇科诊所做相关检查，而不是无谓地检讨自己。这是因为，早周数流产的主因有一半是胚胎异常，例如染色体异常等。我常常跟流产过的孕妇说，如果你来检查，我至少有机会证明"流产不是你的问题"。不是你误吃生冷食物、不是你提东西不小心、不是你没有照顾好胎儿，因为一旦染色体异常的状况发生，即使你不吃薏仁、不深蹲，照样会流产。况且，只要知道原因，下一胎能开心迎接新生命的机会就能大幅增加。

假如你不愿意做检查，等于完全放弃为自己发声的权利。当旁人说你太不小心，甚至攻击你是扫把星时，你根本无法辩驳；再者，一旦你不确定流产原因，很容易造成药物的滥用。

比方说，你会猜测流产是因为本身的自体免疫疾病，或是甲状腺异常等问题，接下来你可能就会一直服药，希望改善身体这些状况，避免流产再度发生。可是，万一原因并不是这些问题呢？药白吃了、苦白受了、眼泪白流了，而你还困在"都是我的错"的惩罚里。

没有一个人活该要承受这种痛苦，包括你，所以你更必须拥有正确的观念与做法，才能避免让自己永远陷在情绪的泥淖中。身为一名妇产科医生，我不仅希望你和孩子身体健康，也希望你跟队友（老公）是打从心里开怀笑着的，快快乐乐地经营你们的人生与家庭。所以，别害怕谈论流产，以正面心态寻求医生的协助，了解原因、解决问题，健康的孩子会在下一次到来的。

胚胎异常

胚胎异常可分为三种状况，除了本身染色体异常，还有着床位置异常以及结构异常。

着床位置异常的状况包括着床在子宫颈或子宫角，或者着床于输卵管，也就是异位妊娠。简单来说，只要胚胎没有着床于子宫腔中，都算是着床位置异常。

而胎儿的发育其实就像条生产线，假如在发育过程中出现问题，就会很容易出现结构异常，例如没有头骨等状况。

以上三种异常都会造成出血，但未必会流产，因为像结构异常的胎儿就有可能长到很大周数。

4

好的产检真的很不一样

01　产检就是这么重要

焦虑妇："医生，检查项目内容这么多，到底哪些是我应该要做的？"

淡定林："每一项都要做呀，没有用处的项目是不会列出来的。"

焦虑妇："那我预算有限，要怎么选择呢？"

淡定林："那你月子少坐几天，或是少买几件衣服，就可以给孩子做检查了。"

▶ **思宏的 OS** ◀

　　我建议在生产的预算中，将产检及营养补充排在第一，第二是寻找您中意的医疗院所生产，第三才是花在脐带血储存或月子中心的选择上。

我还记得，几年前有位妈妈在孕 20 周时照了超声波，发现胎儿竟然俏皮地吐舌头，当时我们很开心胎儿刚好摆出俏皮的模样，还拍了照。没想到，25 周再照超声波，胎儿还是吐着舌头，我察觉不对劲，马上告诉这位妈妈，她的孩子恐怕不是正常健康的胎儿。

经过一连串基因检测后发现，原来胎儿患有一种罕见疾病叫作脐膨出 - 巨舌 - 巨体综合征（AMMS），所以他其实不是在俏皮地吐舌头，而是先天患有巨舌症，舌头收不回去，很容易在婴幼儿时期引发生长过度或是癌症等重大疾病。最后这位妈妈选择中止妊娠，虽然心情是复杂的，但是她很感激通过医学检测让她提前知道孩子有异常状况，而她拥有不让孩子生下来受苦的选择权。

其实每一项产检项目都有存在的必要性，都是为了检查出胎儿是否具有致命或是影响一生的疾病。以最普遍的超声波及羊膜穿刺检查来说，超声波能看见胎儿的外观，却无法确认基因状况；而传统羊膜穿刺能够发现如唐氏综合征等染色体异常，可是有些微小缺失疾病却没办法通过传统羊膜穿刺染色体检查发现，必须进行羊水芯片检查或全方位非侵入性染色体筛查（NIPS PLUS）才能发现。比如发病率为 1/4000 ~ 1/3000 的狄乔综合征（Digeorge syndrome，22q11.2 deletion syndrome），是最常见的微小缺失疾病，是一种传统染色体检查看不到的染色体微小缺失异常，必须依赖羊水芯片检查才有办法诊断。

是的，在怀孕后，孕妇免不了需要接触并进行大大小小的检查，你一定会想问："我应该做哪些检查？"坦白说，这个问题应该要问问自己。

产检项目日新月异，医疗人员也不断精进技术，但我认为准爸爸和准妈妈也要一起成长，毕竟各种检查项目做或不做的结果，都必须由自己承担。所以建议可以多参考卫生宣教文章、医疗机构所提供的信息等，先做功课确定自己需要做哪些产检项目，而不是听完医生解释完产检项目后，还是满头问号，期望医生直接告诉你答案，帮你决定要进行哪些检查。

就我的立场，当然建议产检项目全做，毕竟如果产前检查出重要异常，可以先做好心理准备面对将来可能面临的问题。如果是严重的异常，有产前选择的可能性，至少不是产后发现孩子有严重缺陷才后悔莫及，全家陷入痛苦之中。

也有小部分孕妇会想，诊所是不是想赚钱，否则怎么有这么多产检项目。也会疑虑，有需要为了看似概率极低的疾病再花一笔钱做检查吗？我知道很难决定，但还是那句话，请好好思考权衡需求，再自己决定。如果检查后发现结果正常，那恭喜你；不检查，只能等孩子生下来，才能知道自己是否做了正确选择。

想要什么样的检查内容、愿意为产检花多少预算都关乎个人的抉择，但我想提供一个方向供大家思考。目前关于胎儿健康的检查项目，也许有的并没有社保报销，也许很多人觉得全做很"肉痛"。但仔细想想，买名牌推车、婴儿装，或者住月子中心、到妇幼用品店大扫货花的钱，可能都远远超过产检所需费用。这些事情固然重要，钱该怎么花，也关乎个人价值观，但确认胎儿没有重大异常，无价。所以，建议生产的预算中，将产检及营养补充排在第一，第二是寻找中意的医疗机构生产，第三才是花在脐带血储存或月子中心的选择上。

接下来，我会介绍几种重要或常见的检查，但并不代表我建议做或不建议做这些项目，请多参考当地卫生宣教文章、诊所信息。

产检项目及检查时间

产检项目	建议检查周数
第一次产检常规抽血（IC41）	
合并初期基础血清评估（肝、肾、糖尿病检查）	
脊髓性肌肉萎缩症（SMA）基因筛查	8 ~ 12 周
甲状腺功能筛查：TPO 抗体 ,TSH. free T4	
先天性感染筛查（巨细胞病毒、弓形虫、IgG、IgM）	
母体过敏源筛查	
X 染色体脆折症筛查	
第一孕期妊娠风险评估（SEARCH）	8 ~ 13⁻⁶ 周
第一孕期唐氏综合征筛查 + 子痫前症风险评估 + 早产风险	抽血
第一孕期唐氏综合征筛查	
颈部透明带 + 软指标检查 + 母血 PAPP-A. free ß-hCG	11 ~ 13⁻⁶ 周
早期子痫前症风险评估	超声波
血压、子宫动脉血流、PlGF、PAPP-A	
早产风险评估	
阴道超声波子宫颈长度测量	
颈部透明带及第一孕期结构筛查（不含抽血）	
新世代非侵入性唐氏症筛查（NIPS）	10 周以上
全方位非侵入性染色体筛查（NIPS PLUS）	
新二孕期四指标唐氏综合征母血筛查	15 ~ 20 周
羊膜穿刺 + 传统染色体检查	16 ~ 20 周
基因晶片 a-CGH	
高层次（level II）超声波	20 ~ 24 周
中晚期子痫前症风险评估（sFlt-l/PlGF）	20 周以上
第二、三孕期早产筛查（TVCL/FFN）	22 周以上
75 克妊娠糖尿病筛查（75gm OGTT）	24 ~ 28 周
加验乙型病毒性肝炎	24 ~ 32 周
胎儿生长评估（胎儿超声波 + 胎儿监视器 NST）	24 ~ 34 周
3D/4D 胎儿彩色写真	26 ~ 32 周
百日咳疫苗	24 ~ 34 周
流感疫苗	第二或第三孕期 流感季节前
乙型链球菌（GBS）筛查（IC47,48,49）	35 ~ 37 周
人乳头瘤病毒（HPV）筛查	
ACTIM 破水鉴定试验	
常规（level I）胎儿超声波	

[编者注] 第一孕期指怀孕 1 ~ 3 个月，第二孕期指怀孕 4 ~ 6 个月，第三孕期指怀孕 7 ~ 9 个月。

非侵入性检测（担心侵入性检测有流产及感染风险的孕妇皆适用）

检测项目	检测时间	检测项目
第一孕期 唐氏综合征筛查	11 ~ 13^{+6} 周	唐氏综合征 爱德华氏综合征（18- 三体综合征） 巴陶氏综合征（13- 三体综合征）
Harmony™ Test	10 周以上	唐氏综合征 爱德华氏综合征（18- 三体综合征） 巴陶氏综合征（13- 三体综合征） 神经管缺损
NIPS	10 周以上	全部 23 对染色体 5 项染色体微片段缺失 · 狄乔综合征 · 1p36 缺失综合征 · 小胖威利综合征（70%） · 天使综合征（70%） · 猫哭综合征
NIPS+	10 周以上	全部 23 对染色体 20 项染色体微片段缺失 · 狄乔综合征 · 1p36 缺失综合征 · 小胖威利综合征 · 威廉氏综合征 · 天使综合征 · 史密斯 - 马吉利氏综合征 · koolen-deVries 综合征 · 猫哭综合征 · 18q 缺失综合征 · 沃夫 - 贺许宏氏综合征 · 阿拉吉欧综合征 · Jacobsen 综合征 · 遗传性压力易感性神经病变 · Rubinstein-Taybi 综合征 · WAGR 综合征 · Potocki-Shaffer 综合征 · Miller Dieker 综合征 · 1q21.1 缺失综合征 · Kleefstra 综合征 · Phelan-Mcdermid 综合征 20 种常见骨骼异常致病点位
羊水染色体检查 + 羊水基因芯片		全部 23 对染色体 超过 200 种以上染色体微片段缺失或重复综合征

（资料仅供参考，具体请咨询当地医疗机构及医生）

O2

关于羊膜穿刺，
你应该知道的事

天真妇："医生，做羊膜穿刺，宝宝会不会痛啊？"

淡定林："羊膜穿刺只是抽取一些羊水，宝宝不会痛啊。"

天真妇："真的吗？我很怕宝宝被戳到，生出来头上有一个洞。"

淡定林："……太太，你清醒一点呀！"

▶ 思宏的 OS ◀

羊膜穿刺只是抽取羊水的一个"动作"，接下来还是要依照孕妇情况进行不同的检查，不代表做了羊膜穿刺就万无一失。

从发现怀孕的那一刻起，所有孕妇最大的愿望应该就是胎儿平安健康。在妇产科这么多年，我接生过很多健康的新生儿，当然也看过一些先天异常的孩子。在没有心理准备的状况下，生下先天异常的胎儿，对爸妈来说是一件极度心痛的事，对孩子而言，也是一段辛苦的路程。所以我一直强调产检的重要性，也希望准爸妈可以多了解相关知识，并且确定该做哪些产检，尽可能避免手足无措、伤心泪流的情况发生。

我们先来聊聊羊水。当胎儿在孕妇子宫里，羊水会撑开羊水囊，这个由羊水撑出的空间足以让胎儿活动。16～20周时，羊水有400～500毫升，临盆之前则可达800～1000毫升。破水时羊水流出，羊水囊会像破掉的水球般扁掉，基本上这是不会对胎儿造成太大影响的，只是胎儿活动空间会受到限制，赶紧送医就不必太担心。

当然，很多人肯定都对羊膜穿刺耳熟能详，它是将一根细长针经由孕妇的肚皮、子宫壁，进入羊膜腔抽取一些羊水的过程。怀孕16～18周是进行羊膜穿刺的最佳时机，取羊水中一些胎儿脱落的细胞，可以进行不同的检查。

但并非接受羊膜穿刺后报告正常，胎儿就万无一失。简单来说，羊膜穿刺只是抽取羊水的一个"动作"，不能代表所有检查结果，实际上通过羊水，你可以知道更多关于胎儿的状况。

抽取羊水最常见的目的是分析胎儿的染色体组成，但传统染色体检查无法筛查出某些微小缺失疾病（例如狄乔综合征、猫哭综合征等），就必须依赖羊水芯片检查。此外，如果准爸妈双方都有地中海贫血，或者其中一方有某一种单一基因疾病，也可通过羊水进行该单一基因疾病的检测。

也就是说，现代医学技术可通过羊水细胞进行的检查已经不限于传统的染色体检查，还可以进行染色体微陈列分析或其他单基因疾病的检测，羊膜穿刺本身只是一个"动作"，并无太大意义。最重要的还是后续选择利用羊水做哪些检查，这些检查项目会让羊膜穿刺具有不同的意义和作用。

03 晶片式全基因体定量分析

 诊间对话

焦虑妇："医生，我做了羊膜穿刺染色体检查都正常，是不是代表宝宝很健康？"

淡定林："不一定哦，有些异常是传统染色体检查筛查不出来的。"

焦虑妇："那怎么办？"

淡定林："通过羊水，还可以做晶片式全基因体定量分析啊。"

▶ **思宏的 OS** ◀

胎儿有些异常无法通过染色体检查检测得知，还是必须依赖晶片式全基因体定量分析，或是进行单基因检测才有办法检查出来。

还记得以前的生物课本吗？大家应该都学过染色体和遗传的关系，也有不少人知道染色体数目异常会威胁胎儿健康，但你可能不知道，染色体微小片段缺失也会造成胎儿的发育缺陷。

每个人身上有将近 3 万个基因，这些基因分散在 46 条染色体上，传统的染色体检查主要是检测染色体数目异常及大片段的构造异常，但受限于解析度，并没有办法检测出染色体微小片段的缺失。因此，"染色体微小片段缺失综合征"的定义是"一段染色体片段的遗失，此片段可能包含了数个或数十个的基因，但由于片段太小，又无法被传统染色体检查所检测得知"（一般小于 5MB 的染色体缺失就无法被传统染色体检查检测出来）。

研究显示，胎儿发生染色体微小片段缺失的概率和孕妇的年龄无关，每位孕妇都有可能生下染色体微小片段缺失的孩子。而染色体微小片段缺失可能会造成孩子发育迟缓、神经系统发育不全、智力障碍、学习障碍、癫痫、脸部特征异常、心脏血管系统先天异常等疾病。

鉴于传统染色体检查的局限性，于是医学界发展了晶片式全基因体定量分析术（Array Comparative Genomic Hybridization，aCGH），为这一类微小片段缺失综合征提供解决的办法。

基本上，晶片式全基因体定量分析可在怀孕 16 周后，与传统产前染色体细胞检查同时进行，检体来源除了羊水之外，也可以利用血液、绒毛等进行检查。

以下这些人及这些情况建议要做这项检查：

第一，高龄产妇。比起低龄产妇，高龄产妇染色体异常的概率要高出一点，但只要通过基因检测便可以排除风险，不需特别担心。

第二，有先天性异常家族史的孕妇。

第三，生过先天性异常的孩子，却无法由传统染色体检查找到原因的孕妇。

第四，超声波检查出胎儿有构造异常，但染色体检查正常，就必须依赖基因检测找出异常原因。

所有人都希望孩子健康平安，但有很多因素是我们无法掌握的，虽然目前的医学技术还无法做到百分之百检测出胎儿的异常，但是有些容易被忽略或遗忘的疾病，还是可以通过检查提早发现。我们也只能希望有更进步的医学检测技术，可以让医护人员更有能力减少每一位爸妈掉眼泪的概率。

04 脊髓性肌肉萎缩症基因筛查

焦虑妇："医生，我跟我老公四肢都很健全，宝宝应该也是吧？我真的好担心喔。"

淡定林："不一定哦，有些疾病的基因携带者不会发病，但是会遗传，若碰到另一半也是基因携带者，那就有 1/4 的概率发病。"

焦虑妇："可是我所有检查都有做，就算发现有什么不对劲，都能治疗吧？"

淡定林："如果真的是致命性异常，不一定有机会治疗，脊髓性肌肉萎缩症就是一个例子。"

▶ 思宏的 OS ◀

　　脊髓性肌肉萎缩症是一种致命性疾病，只有提早进行基因检测，才能降低生出重症孩子的风险。

通常产检筛查出来的疾病或异常可分为两类，一类是可治愈的，另一类则是致命的。如果检查出胎儿有可治愈疾病，那准爸妈跟医疗机构就可提早做准备，让胎儿能够在适当时机接受治疗；相反地，假如胎儿发生致命性异常，就必须考虑是否终止妊娠，减少生出重症患儿的风险。

举例来说，脊髓性肌肉萎缩症（Spinal Muscular Atrophy，简称SMA）就是一种具有致命性的遗传疾病，属于染色体隐性遗传疾病，是因脊髓的前角运动神经元（Anterior horn cells of the spinal cord）渐进性退化，造成肌肉逐渐软弱无力、萎缩的一种疾病，发病年龄从出生到成年都有可能。当父母双方都是基因携带者时，每一胎就有1/4的概率生下重症患儿，而且基因携带者的数量出乎意料地多，在台湾，约每40人就有一人是基因携带者，是基因携带率仅次于地中海贫血的遗传疾病。

因为脊髓性肌肉萎缩症的高基因携带率，加上目前还没有具体的治疗方式能够治愈或减轻患者的症状，给很多家庭及社会带来了重担，所以通过正确的筛查流程与基因检测，有助于降低此病发生的概率。

特别注意的是，由于基因携带者不会发病，但是有机会将异常基因传给下一代，所以建议夫妻都要接受检测是否为基因携带者。最理想的情况是能够在怀孕之前或怀孕早期就确定夫妻是否为基因携带者，如果答案是肯定的，也能提早进行羊膜穿刺基因检测来确定孩子是否为重症患者，避免在毫无心理准备的状况下生出重症患儿，对整个家庭来说都是沉重的负担。

如果夫妻双方都是脊髓性肌肉萎缩症的基因携带者，是不是就百分百不能生下健康儿？答案当然不会这么悲观，现代医学已经可以通

过试管婴儿的方式得到受精卵，再就是可以通过胚胎着床前基因诊断
（Preimplantation Genetic Diagnosis，PGD）的方式在受精卵时期即
进行基因诊断，确定是健康的受精卵后再植入母体内，就不会有生下
重症患儿的风险，详细信息请咨询你的医生。

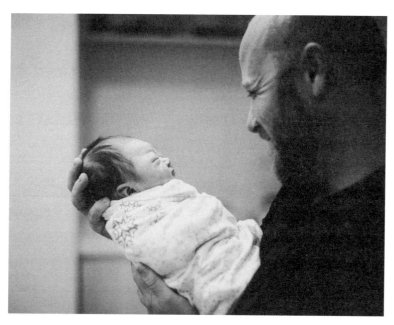

● 孩子，你健健康康就是我们最大的愿望。

05 高层次超声波

焦虑妇："医生，你还建议我做哪些检查吗？"

淡定林："满 20 周之后可以做高层次超声波检查。"

焦虑妇："高层次？那有低层次吗？"

淡定林："……"

▶ **思宏的 OS** ◀

除了每次产检的超声波检查，建议各位孕妇在 20 ～ 24 周时一定要做一次高层次超声波检查。

很多人看到"高层次超声波"可能会满头问号，这跟产检时做的超声波检查有什么不一样吗？平常产检有做超声波检查，还需要做高层次超声波检查吗？

其实，高层次超声波是一门技术，由专业的医生及技术人员通过高解析度的超声波仪器，在怀孕20～24周对胎儿进行一个全面性的器官检查及整体怀孕环境的评估，是孕期值得做一次的检查。

高层次超声波检查主要是利用 2D 影像进行各个切面的检查，3D 超声波则是将无数 2D 的影像通过电脑计算后重组出立体影像，此时就可以清楚检查胎儿的外观有无异常，例如有无兔唇等；至于 4D 超声波指的就是将 3D 影像连续化形成的影片，是动态的。

因此，高层次超声波比起一般超声波，可以更加仔细地观察胎儿的每个器官结构，除了头、手、脚等外观，还包括心脏、大脑、肾脏等器官，如果有致命性的异常问题，当然也就能先让准爸妈与医生讨论后续处理方式。

比如说，在高层次超声波检查中发现胎儿心脏有问题，必须到医学中心生产，可以安排出生后尽快让新生儿接受手术治疗；又或者是检查发现一些染色体微小缺失疾病导致的异常，确认这类基因问题无法修复，此时孕妇就必须考虑是否要终止妊娠。

所以，高层次超声波检查并不是随便拿个机器往孕妇肚子扫一扫就好，其实有几大方向要注意。

第一，要用足够好的机器，解析度高，电脑速度快，并具有后制重组的功能。

第二，就像一个优秀的驾驶员才能将一部好车的性能发挥到极致，有了好的机器，也必须由专业的技术员或医生进行操作。超声波扫描不是一件容易的事，必须足够专业才知道怎么扫能仔细检查胎儿是否有兔唇，或者怎么观察心脏各个切面等，所以慎选医生当然就非常重要。

第三，要有足够的时间，一般门诊的时间根本不够，顶多只能看看胎儿的头围、腹围、腿长，如果你希望医生能够仔细检查胎儿的各个器官，就建议安排一次高层次超声波检查，花多点时间好好了解一下胎儿的生长状况。

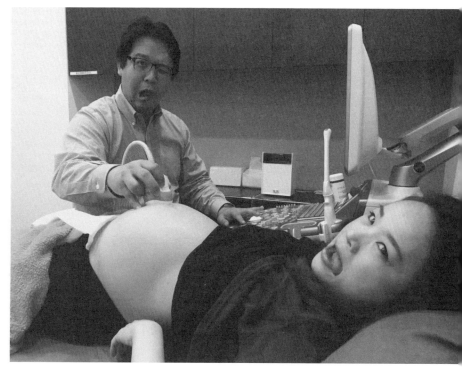

● 还记得第一次看到超声波里心跳在闪时的悸动吗？

图片提供 / 宋羚凤

好的产检真的很不一样

06 胎盘功能检查——
子痫前症风险评估

淡定林："恭喜哦，宝宝出生了，你要顺便看一下胎盘吗？"

生产妇："好啊好啊！哇，看起来好新鲜喔！是粉紫红色的。"

淡定林："……我还没听过这种形容，但胎盘的确是孕育生命的重要'功臣'，当然要很'新鲜'啦。"

▶思宏的 OS◀

子痫前症是常见的产科急症，不仅影响胎儿，也会危及妈妈，建议早期进行筛查，做好预防工作。

如果你有认真看这本书就一定会发现，我一直强调胎盘功能的重要性，这是因为胎盘负责传递母体的营养和氧气给胎儿，同时也帮助排出代谢废物，并且肩负起保护胎儿的重大责任，所以说胎盘是孕育生命的最大"功臣"，一点也不为过。

由于胎盘是胎儿发育的关键，所以一旦它的功能减退，就会造成胎儿生长迟缓、营养不良，甚至缺氧，影响脑部发育；同时，孕妇也会因胎盘功能不良而引发子痫前症，这是对孕妇影响很大的产科并发症。

虽然子痫前症是一种急症，但可以通过子痫前症风险评估早期筛查（PIGF-PAPP-A）及孕中晚期筛查（sFlt-1/PIGF），将风险降到最低。这两种筛查方式的目的并不一样，早期筛查的最大目标是有效预防子痫前症发生，而中晚期筛查则是为了掌握最佳生产时机。

根据研究显示，于孕早期抽血检测胎盘生长因子（PIGF）与怀孕相关蛋白质A（PAPP-A），可以筛查出80%早发型子痫前症，如果搭配子宫动脉血流检查及定期血压测量，更有95%的检出率。简单来说，早期筛查就像是个超准的"算命仙"，你可以通过预测结果尽早预防子痫前症的发生。文献证实早期筛查子痫前症高风险，通过服用阿司匹林及运动可以有效减少80%以上子痫前症的发生；或者至少可以延迟子痫前症发生的时间点，以免真的发生时惊慌失措，当然也可尽量减少早产对胎儿的影响。

如果你错过了子痫前症早期风险评估的时间，也不要太紧张，这不是世界末日，还是可以在20～24周后进行子痫前症中晚期风险评估，预测未来一个月是否会发生子痫前症。怀孕中晚期子痫前症筛查是检测胎盘生长因子（PIGF）和可溶性血管内皮生长因子受体1（sFlt-1）的比值，这个数字要到怀孕中晚期才会产生变化，而中晚期筛查便是通过孕妇血液中 sFlt-1 与 PIGF 的比值来判断胎盘功能不良的程度。如果比值小于 38，表示未来一个月内发生子痫前症的概率极低；反之，如果比值大于 38，表示胎盘功能有危及胎儿正常生长的问题，建议孕妇依照医生指示进行后续治疗。

我相信每个孕妇都真心希望胎儿一切健康，所以与其听信乱七八糟的网络传言，将自己搞得身心俱疲，不如听取专业建议，为自己，也为孩子做一次胎盘功能检查吧。

07 妊娠糖尿病筛查

 崩溃妇 A："我嘴巴里好甜好恶心啊！好想吃麻辣锅。"

崩溃妇 B："天啊！喝糖水测试没通过！还要再喝一次！可不可以点'微糖'啊！"

崩溃妇 C："一定要等到 1 小时后才能抽血吗？我好饿……"

▶ 思宏的 OS ◀

一定要先分辨自己究竟是糖尿病还是妊娠糖尿病，这两种疾病对于胎儿的影响是不一样的哦！

喝糖水让很多孕妇闻风丧胆，但我要再三强调，请孕妇们先分辨自己是本来就有糖尿病，还是怀孕后才引发妊娠糖尿病。

简单来说，孕妇本身有糖尿病，造成胎儿异常的风险较高，这也是为什么我强烈建议大家孕前要先做健康检查，如果确定有糖尿病，最好先控制血糖再准备怀孕。至于妊娠糖尿病，则通常与胎儿异常没有太大关系，而且可以通过饮食控制改善，但有妊娠糖尿病的孕妇需要注意自己的身体（参考 P90）。

要确认是否有糖尿病，得靠怀孕前的健康检查；至于是否有妊娠糖尿病，则应在怀孕 24 ~ 28 周，进行妊娠糖尿病筛查，也就是 75 克葡萄糖耐量试验。这个检查必须至少禁食 8 小时，在正常状况下，空腹血糖值必须小于 5.1mmol/L，喝糖水后 1 小时血糖值则必须小于 10.0mmol/L，喝糖水后 2 小时血糖值必须小于 8.5mmol/L，才符合标准。

以上这些数值为判断依据，如果有任何一项超出正常值，就确诊为妊娠糖尿病。接下来就得配合营养师及医护人员进行饮食控制及生活方式的改变，如果调整后血糖值还是偏高，则必须依照医生指示服药治疗。其实，饮食控制没有大家想象中那么痛苦，基本原理就是采用"糖类饮食代换"方式，帮助稳定血糖在目标范围内，例如：不要饿肚子，吃饭定时定量，而且尽量减少摄取精制糖类，包括果汁、糖果、白粥、面包等。

每个孕妇需要的营养及分量都不一样，只要乖乖按照营养师的指示，大多数人都能获得改善。我在出诊时还看过不少原本体重飙升太快的孕妇，在进行饮食控制后，不仅血糖值回到标准范围，体重也下降了几千克，变成更健康的孕妇，当然也对胎儿更好了。所以，大家别再害怕喝糖水这个"大魔王"了！

08 乙型链球菌筛查

淡定林："来，35 周了，今天要做乙型链球菌检查哦。"

害羞妇："哎呀，可不可以不要做啊？我们这么熟了，很尴尬啊！不然关灯操作好了。"

淡定林："……"

▶ **思宏的 OS** ◀

乙型链球菌是经常出现在阴道的菌种，有20% ～ 30% 的产妇都有乙型链球菌感染。虽然乙型链球菌对你的阴道而言是正常的菌种，但对孩子的呼吸道而言却不是。不过只要在产前 4 小时打抗生素就无大碍，不用太担心！

乙型链球菌是很常见的菌种，根据统计，有 20% ~ 30% 的孕妇阴道内会存有乙型链球菌，一般情况下不会影响孕妇本身，但胎儿分娩经过阴道时，可能会通过胎儿的呼吸道使胎儿感染，进而导致肺炎、败血症等。由于乙型链球菌感染可说是新生儿败血症常见的病因，所以通过筛查，可以针对高危险群的孕妇，在产前打抗生素，降低胎儿感染乙型链球菌的风险。

目前研究认为，在孕妇阴道内的乙型链球菌菌株会随着时间产生变化。因此，距离生产日 5 周内的检查结果才具参考意义，所以大家也不用急着做检查，等到 35 ~ 37 周时进行筛查即可。

筛查的方式很简单，只需要在门诊时，医生用专门的棉棒蘸取孕妇外阴及肛门口的分泌物送检即可。如果结果呈现为阴性，则无感染之虞；相反地，如果呈现阳性，就代表孕妇阴道内存有乙型链球菌，但是不必太过担心，只要在产前 4 小时开始打抗生素，就能有效预防胎儿感染，不代表一定只能剖宫产。

很多人或许会想，假如筛查结果提示阴道内有乙型链球菌，是不是选择剖宫产就完全没问题？其实也不一定。如果还没破羊水或进入产程，代表感染概率近乎零，剖宫产的产妇就不必打抗生素；相对地，要是在剖宫产之前就已进入产程，或破羊水超过 18 个小时，感染概率就会提高，这种状况下还是要直接打抗生素。

我常提到，满 39 周催生是有好处的，就以降低胎儿感染乙型链球菌的风险来说，只要产前 4 小时开始打抗生素，胎儿基本上不会有大碍。但重点是，你永远都不知道胎儿什么时候想出生啊。所以，如果已经怀孕足月，特别是怀第二胎的你，也可以选择催生，确定进入产程的时间，就能在最佳时机用药，有效降低胎儿感染率了。

CHAPTER

5

关于分娩，
和孩子的第一次见面

01 孕期37周后的哺乳准备

焦虑妇A："医生，我很怕到时候孩子出生，我没有奶喂他！"

焦虑妇B："医生，我胸部小，奶会不会很少？"

焦虑妇C："医生，什么时候可以开始挤奶？"

淡定林："相信我，37周就可以开始挤奶！效果超好！"

▶ 思宏的 OS ◀

凡事都需要练习，每个孕妇都希望坐月子时能够有1个月左右的缓冲期让自己可以适应如何当一个妈妈，哺乳当然也是。如果能够有适当的缓冲期，你的哺乳之路也会顺畅很多，所以，孕期37周后开始挤奶，好处多多！

你没看错，我的确是告诉你，孕期 37 周后就可以开始做哺乳准备、开始挤奶，而且好处比你想象中多很多。

很多妈妈之所以产后出现母乳空窗期，是因为太晚练习、太晚开始挤奶，导致乳汁来不及生成，这也是为什么第二胎哺乳之路往往比第一胎顺畅，不就是因为第一胎已经练习过了吗？

产前就挤奶，可以提早刺激乳头、乳晕，促进乳汁生成，有效提升泌乳量，而且产前挤出的奶水储存后，生产后可以立刻用来哺乳，减少配方奶使用。最重要的是，可以提升准妈妈母乳喂养的信心，坚定母乳哺育信念，不会在生产后挤不出奶水时怀疑自己是不是胸部太小或体质不好，还会自责让孩子吃不饱、吃不好。

那么，究竟该如何在产前进行哺乳准备？

怀孕满 37 周后，找个时间，在温水淋浴后或心情放松愉悦时即可开始挤奶，由乳房的根部向乳晕的方向按摩，力度大概是捏黏土造型的力度，一次可以按摩 10 ~ 20 分钟，若乳汁开始滴了，就需要以灭菌空针收集挤出来的初乳冷冻储存（建议使用 3ml 或 5ml 灭菌空针）。待产时，可将早先挤出的奶水带到分娩医疗院所，作为产后新生儿的营养来源。挤奶后，可用冷毛巾湿敷乳房，如果乳房有疼痛不适的感觉则须停止挤奶。

好了，我知道孕妇大概会想问，产前挤奶会不会引起子宫收缩？会不会引发早产？接下来让我一一说明解释。

首先，我的建议是 37 周后开始挤奶，因为满 37 周本身就已经算足月，根本不会有早产问题。其次，就是我一直强调的，子宫收缩不等于早产，就算一直收缩也不一定会早产。挤奶的确可能引起假性宫缩，但这跟早产完全没有关系。

最后，你想想，很多正在哺乳的产妇又怀了第二胎，这时候，哺乳需不需要停？继续哺乳会不会造成早产？答案当然是不需要停下来，也不会造成早产，因为哺乳本来就是非常自然的行为，身体在哺乳期间会分泌催乳激素，但这完全不会影响胎儿。所以，孕中继续哺乳是没问题的，这些孕妇也可以顺利生下第二胎。

因此，不管是第一胎怀孕满 37 周就先开始练习哺乳，或是怀了第二胎还在继续进行第一胎的哺乳，都是安全的行为。需要注意的是，怀孕期间孕妇的母乳量会变少，需要注意第一胎，也就是老大的辅食营养补充。

所以说，产前挤奶和早产一点关系都没有，胸部大小和奶水多寡也完全没关系，与其听街头巷尾的六婶婆三姑妈讲，不如相信实证医学，这样你的哺乳之路会更顺畅。

02 顺产还是剖宫产？
以人为本最好

焦虑妇："医生，顺产和剖宫产哪个比较好？"

淡定林："两个都很好啊，那你想要哪一种方式？"

焦虑妇："可以选？"

淡定林："当然可以！孩子是你的，也是你要生，我很乐意跟你讨论你的想法，而不是我说什么你就做什么，我又不是你的领导，对吧？"

▶ **思宏的 OS** ◀

不管是顺产还是剖宫产，重点是，只要确认安全，倾听你心里的声音，你想要的方式就是最好的方式。

"顺产好还是剖宫产好？"这是我每天在诊室都会被问到的问题之一。

　　"那你想要什么方式？"每次我都会如此反问回去，这时候大多数的孕妇都会愣住，因为她们并不知道，在正常情况下，原来可以自己决定想要什么样的生产方式。

　　其实，剖宫产与顺产（又称"阴道生产"）并没有哪一种比较好、哪一种风险比较高的说法。世界卫生组织的文献或研究中，也并没有规定一个地区达到多少的剖宫产率才算是正常，也就是说，顺产和剖宫产并无优劣之分，两者都很好，但也都有各自的风险。

　　一般来说，顺产也不全然是大家想象的这么美好，顺产可能会留下漏尿、肛裂、阴道松弛、生产创伤等后遗症；而剖宫产虽能在一切就绪的状态下进行，但也有可能导致肠粘连或腹腔粘连，而且下一胎需要剖宫产的概率也较高。

　　至于术后恢复速度也因人而异，虽然大致上剖宫产的产妇恢复期会较顺产的多1～2天，但我也时常看到剖宫产后隔天就下床走路的产妇，所以真的没必要在别人的生产经验或自以为是的意见中迷失方向。

　　还有些人认为顺产对胎儿的健康比较好，实际上据我观察，有些肺部成熟度较弱的胎儿，在剖宫产后的确会比较容易喘气，但经过短暂的治疗后不会有太大差异。也就是说，从长远来看，顺产或剖宫产对于胎儿的健康不会有明显影响。

　　简单来说，这是你跟队友（老公）需要共同面对的问题，只要你们夫妻俩都喜欢且能接受，就是最好的生产方式。不过，我相信整个孕期，你一定会听到来自四面八方的建议，比如会有亲属朋友跟你说胎位正的话就要顺产，否则违背自然法则等。但我想说的是，别人口中的"比较好"，只是他们个人的单一经验，并不能代表你的个人意愿。旁人认为的"比较好"，对你"不一定比较好"。毕竟，身体是自己的，你何必在乎别人怎么想、妈妈婆婆怎么说、五婶婆或六叔公怎么建议，或者上网查询网友触目惊心的分享，导致最后更不知道该如何选择生产方式呢？

所以，对我来说，虽然担任妇产科医生十几年了，还是时时刻刻提醒自己，千万不要抱着"你有生得比我多吗？听我的就对了"的心态。因为我深深觉得尊重产妇的决定，能够倾听孕妇对于生产方式的想法的医生真的不多，愿意仔细阅读孕妇生产计划书的医生更是少之又少。如果医生本身没有意愿尊重产妇对于生产方式的选择，那产妇有任何想法都是枉然的。

例如，现在有越来越多人选择水中生产或是居家生产，对我来说，这种情况跟选择顺产或剖宫产并没有什么不同。除了提供专业建议、协助及评估之外，对于孕妇的意愿及选择，我都采取支持与尊重的态度，并且扮演好风险管控的角色。希望每一位孕妇在辛苦的怀胎生产之外，能够拥有快乐自主的孕期，开开心心迎接新生命。

相对地，孕妇应该要有自己的想法，而不是全部交由医生决定，也必须负起责任，承担你的选择所带来的风险，这才是健全的医生与孕妇的关系。这些，单靠医生或医疗机构是办不到的，需要大家一起努力。不要再引导"顺产才是正常方式"的观念，让惶恐的孕妇们抉择更艰难。

写了这么多，无非是想表达，所谓"以人为本的健康照顾"，不外乎是产妇要先有自己的想法，医生愿意尊重产妇的想法并协助完成。

等到这几点都具备了，我们才有资格大声说整个医疗环境确实是

"以人为本"呀。

顺产分这几种

目前所说的顺产，包含了以下几种方式：

(1)完全顺产，不依靠任何外力介入，自然将孩子生出。

(2)在顺产过程中，使用产钳或真空吸引，使得孩子顺利产出。

(3)水中生产，尽可能减少医疗介入，在水池中将胎儿娩出。

(4)人性化生产（温柔生产），尽量不使用医疗协助，靠自己的力量生产。

(5)居家生产，请助产士到家中协助生产。

至于剖宫产，又可依手术方式分为传统剖宫产及腹膜外剖宫产，将在下一篇中介绍。

03 腹膜外剖宫产 vs 传统剖宫产

犹豫妇:"医生,我决定了,我要剖宫产!"

淡定林:"好哦,那你想要腹膜外剖宫产还是传统剖宫产?"

犹豫妇:"我花了两个星期才决定要剖宫产,你再给我两个星期想想……"

▶ **思宏的 OS** ◀

任何一种生产手术都存有风险,建议准爸妈们一定要先详细了解后再决定。

你可能不知道，剖宫产其实还分腹膜外剖宫产和传统剖宫产。还有，可能你曾经试过腹膜外剖宫产，经验非常美好，想推荐给其他孕妇又不知道怎么解释，接下来就用最简单的图搭配比喻，让你一目了然。

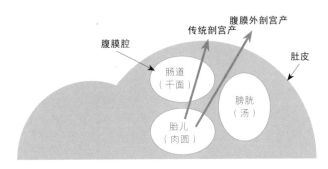

大家都要当爸妈了，却可能还不了解身体里有哪些器官，没关系，用比喻法最清楚！第一步，先看看上图，想象自己去买了一碗汤、一份干面以及一袋肉圆，一起放在购物袋里。基本上这个购物袋就是孕妇的腹腔，用塑胶袋装着的汤代表膀胱，干面就是肠道，而肉圆就是胎儿。而剖宫产，就是打开购物袋（腹腔），然后将肉圆（胎儿）取出来的过程。

传统剖宫产会先拉开肚皮，然后直接穿过腹膜腔把胎儿拉出来，这个过程就像将购物袋打开后，直接穿过干面的袋子，再穿过肉圆的袋子，然后循原路径将肉圆拿出来，此时干面已经不再是原本的干面，而是一碗肉圆口味的干面。

没吃过肉圆也看过肉圆的你一定知道，没有酱汁蒜泥的肉圆就没有灵魂（开玩笑）。当肉圆穿过干面袋子被取出的时候，酱汁势必会沾到干面上，这其实就是说，当胎儿穿过腹膜腔时，他身上的血水、羊水和空气一定会进到腹膜腔，沾染到肠道，所以即使手术完成后将腹膜腔补起来，但肚子里面肠道沾到的血水、羊水就只能等身体自行吸收，这也是为什么传统剖宫产较容易产生肠粘连、肠胀气等问题，而且这种剖宫产方式的术后恢复期也比较久。

至于腹膜外剖宫产则是将肚皮打开后，从膀胱与腹膜腔之间的空隙取出胎儿，也就是说，这种手术方式不会破坏干面的袋子，肉圆的酱汁只会沾到购物袋，沾到怎么办？很简单，拿布擦一擦，干面还是一碗好干面，不会有肉圆的味道。

简单来说，通过腹膜外剖宫产的方式，可以保持腹膜腔的完整，胎儿的血水、羊水不会停留在腹膜腔内，通过抽吸或纱布就可以清理干净，当然也就不会产生肠粘连的问题。

有人会问，腹膜外剖宫产会不会比较容易伤害到膀胱。其实并不会。因为胎儿在肚子里，会将腹膜腔整个往上顶，所以手术时打开肚皮后，只要将腹膜腔的反折往上一拨即可。通常经验丰富的医生加上小心谨慎的操作，就能避免伤害到腹膜腔和膀胱。

既然腹膜外剖宫产看起来比较没有后遗症，为什么还是有很多人选择传统剖宫产？实际上，是因为会以腹膜外剖宫产的方式进行手术的医生目前并不多，再加上传统剖宫产方便、快速又简单，所以目前大部分医生都采用传统剖宫产的方式，并不是因为腹膜外剖宫产会增加手术风险或新生儿的风险。所以，如果看了我的比喻，除了肚子有点饿，同时又想选择腹膜外剖宫产，记得要问清楚医生是否能符合你的需求，也确认自己是否适合进行腹膜外剖宫产。

另外，虽然我认为腹膜外剖宫产好处多多，但这不代表百分之百保证无风险，因为每一种手术都有其风险存在，还是请准爸妈要做好功课，了解之后再做决定。

剖宫产伤口比较凸？

很多剖宫产的产妇伤口愈合后，发现疤痕是凸起来的，就认为自己属于易肿体质，事实上并不尽然，多数状况只是肥厚性疤痕，跟体质无关。

事实上，剖宫产疤痕比较容易凸且明显的原因在于，伤口所在的下腹部肌肉张力很强，凡是走路、左右转、起身等许多日常动作，都会用到腹部肌肉的力量。

再说，剖宫产伤口是在怀孕的状况下造成的，怀孕本身就会产生很多生长因子，所以怀孕造成的伤口，本来就很容易产生结缔组织，也就是疤痕。

相对地，顺产伤口所在的会阴部，则因为没什么张力而不会留疤，至少，你应该常听到有关剖宫产伤口疤痕的护理方法，却很少听到有人问顺产伤口疤痕的问题吧！这也是为什么市面上有许多照护方式、预防疤痕产生的产品，例如疤痕贴片、除疤凝胶等，都是针对剖宫产伤口的。

老实说，有效预防疤痕增生最好的方式就是减少肌肉张力，但这很难做到，难道要不笑、不走路吗？所以，疤痕一旦形成，通常只有通过医美手术才能看到较明显的成效，否则，只能告诉自己不要对这爱的印记太在意了。

04 剖宫产该看的时辰是……

执着妇："医生，我想选择时辰来剖宫产。"

淡定林："好啊，什么时候？"

执着妇："午夜 00:01 分要生出来，这样是富贵命格耶。"

淡定林："富贵……你是爱他还是害他啊？"

剖宫林："哇，你真会选日子，在父亲节生女儿是送给你先生的父亲节礼物。"

被剖妈："是我老公选的啦！他想着，这样以后她女儿只能跟爸爸过父亲节，才不会跟其他男人去过生日。"

剖宫林："啊？"

▶ 思宏的 OS ◀

其实选择剖宫产是该挑时间，但可不是让孩子"好命"的时间，是适合你生产的时间。

选择剖宫产，大家最关心的应该是该什么时候把孩子生出来。站在专业角度，我建议只要预产期前10～14天生产都没问题。至于哪个时辰生可以富贵、几点几分出生才可以跟谁一样俊俏又幽默……这些问题我真的爱莫能助，要请准爸妈们自己去咨询专业人士，合八字、算笔画、占卦都好，不过这些不在医院的业务范围。

我想提醒的是，在考虑剖宫产方式生孩子的时间时，除了孩子好不好命，更重要的是得考量到每间医院的人力资源配置，毕竟各家医院不尽相同。如果可以，尽量避开假日或晚上，以及医护人员交班的时段，这样生产过程能安心许多，这才是更应该考量的"生产时辰"。

另外，我也想提一个观念，很多人以为，如果曾经剖宫产，往后怀孕只能一路"剖"下去。其实不尽然，下一胎能否尝试顺产，要先评估过去剖宫产的原因。

坦白说，曾经剖宫产的孕妇，下一胎顺产过程中发生子宫破裂的概率达1/100，可能会造成胎儿缺氧、宫内窘迫，所以目前的医学文献都是建议不要尝试。但假如你真的非常想体会顺产的感觉，请先评估上一胎剖宫产的原因，再进行选择。

例如，上一胎纯粹是因为想看时辰而自愿性剖宫产，那这胎当然可以试试顺产；或者上一胎是因为胎位不正、前置胎盘导致而必须剖宫产，这一胎却没有上述现象，也可尝试顺产，成功的机会当然也不是没有。

相对地，如果前一胎因为产程迟滞让你吃了"全餐"，我建议孕妇这胎还是乖乖做剖宫产吧，同样的折磨不要再重复一次；或者上一胎胎儿体重达3000克生不出来，所以必须剖宫产，现在这一胎胎儿体重达3600克，这种状况下，就别尝试了！做人何必明知山有虎偏向虎山行呢？

术后止痛是什么？

术后止痛多用于剖宫产后，最常见的几种止痛方式及效果具体如下：

(1)硬脊膜外患者自控式止痛（PCEA），这种止痛方法可以维持药物在血中的浓度，并且可以依照使用者的疼痛程度及需求，自行按压给予自控式止痛的药物。

(2)硬脊膜外注射止痛法，是经由硬脊膜外导管，每隔12小时给予的长效型止痛药物。

(3)静脉点滴自控式止痛（IVPCA），是从外周静脉注射给予止痛药物，效果较硬脊膜外给予止痛药物要差很多。

05 人性化生产

恐惧妇：“医生，生产时是不是一定要剃毛、灌肠？”

淡定林：“不一定啊，你不想要，可以不要。”

恐惧妇：“可是我妈说没剃毛、灌肠，宝宝容易感染。”

淡定林：“现在是你要生，不是你妈要生啦。”

▶ **思宏的 OS** ◀

　　医生可以尊重你想要的生产方式，但也请孕妇尊重医生的专业判断，这才是人性化生产最可贵的地方。

剃毛、灌肠、会阴侧切……这些别人口中绘声绘色的生产过程，总吓得许多孕妇不想面对生产那一天，好像生个孩子就得被迫接受这些对待。但现在，你其实有权利选择更温柔、更符合你需求的"人性化生产"。

上一代对于生产有许多误解，例如得先剃毛、灌肠，否则胎儿随着产妇的排泄物一起生出来很容易感染；或者子宫颈全开时，医护人员可能会粗鲁地压你肚子、推你肚子，采取这类近乎"不把产妇当人看"的手段，只为了把孩子生出来。

但实证医学已经证实，剃毛、灌肠、压产妇肚子等举措，并没有必要，逐渐便衍生出了人性化生产，也可称为"温柔生产"，意指尽量减少医疗介入来达到生产的目的。

我想，无论上一代或这一辈，当然都希望孩子能健康平安地出生，所以大家会你一言我一语地提供建议。但是，孕妇才是生产的主人，真正在乎的不是痛不痛、累不累，而是生产时被尊重的感觉。而人性化生产，就是希望能够尊重每一位孕妇的不同想法，双方一起完成愉快的生产过程。

所以我建议各位孕妇，对别人的你一言我一语，可以充耳不闻，但一定要倾听自己的声音，先思考自己想要怎样的生产方式，跟队友（老公）讨论过后，可以提出一份"生产计划书"和医生讨论。

在这份计划书中，你可以告诉医生，生产时是否接受灌肠、剃毛，是否接受推肚子，要不要会阴侧切，待产时是否愿意接受胎心音监视，甚至是，你要无痛分娩，还是选择完全自然的生产方式。明确表达你的想法，才不会因为孕妇没想法，医生就只能选择用最大众化的生产方式，而那不一定是你喜欢的、想要的。

说穿了，人性化生产就是一个医患双方互相尊重的概念，一旦孕妇有任何想法与计划，医生都会尊重；相对地，孕妇也必须尊重并相信医生的专业判断，毕竟生产过程很容易出现突发状况，一旦医生认为有医疗介入的必要，你必须配合，因为这是为了你和胎儿的安全着想，总不可能在生产后大出血，还坚持不要医疗介入吧！这就失去人性化生产的意义了。

乐孕

06 产兆来了

焦虑妇："医生，我好像高位破水了，是不是快生了？"

淡定林："没有啦，你那是低位，没破水。"

焦虑妇："低位，没破水？那是什么？会影响到宝宝吗？"

淡定林："太太，不要激动，我是跟你开玩笑的，破水没有高低之分，你是根本没破水，只是分泌物增多了。"

▶ **思宏的 OS** ◀

破羊水是相当重要的产兆之一，但是破羊水就是破羊水，并没有"高位破水"或"破一个小洞"这种说法。

到了怀孕后期，什么时候会出现产兆，恐怕是大多孕妇既期待又紧张的一件事。坦白说，目前医学界还是不知道，究竟什么原因会引发产兆，否则一旦知道原因，当然就能预防早产等诸多问题。

一般来说，规则阵痛、破羊水、见红三种状况都是产兆，基本上只要有一个状况出现，就意味着即将进入待产模式，不一定三个产兆得同时出现。阵痛指的是 5 ～ 10 分钟阵痛一次，而且每一次收缩都会伴随疼痛，甚至让人痛到说不出话来。

在所有产兆中，破羊水的发生占了一半以上。破羊水指的是羊膜破裂，阴道有大量且持续性的出水或分泌物。至于网络谣传什么"高位破水"，翻遍各大文献，"高位破水"这说法少之又少，说穿了，破水就是破水，并没有高低之分。网络传言说，高位破水的形式像涓涓细流，其实并不是，那通常只是分泌物，真正的破水一定是像水龙头大开那样哗啦啦地流，哪来这么含蓄的破水法。

还有，破水许多时候都是通过石蕊试纸来检验，因为阴道分泌物是酸性的，而羊水是碱性的，所以用石蕊试纸检验，若有羊水的成分，试纸应该会变成蓝色。但这样的检测本来就有很多干扰因素存在，譬如出血时整张试纸会变成血色，那就无法判断了。现在针对破水与否有更精确的检测方式，叫作 Amnisure 筛查，通过筛查羊水内一种特殊的蛋白质——placental Alpha Microglobulin-1（PAMG-1）protein，来进行破水的确认，准确度极高，且可以避免感染、出血等对筛查准确性的影响。

很多孕妇担心破羊水后，子宫会挤压到胎儿。基本上胎儿此时已经发育成熟，即使羊水流出，子宫腔也只是像个破掉的水球，还是有足够的空间，短时间内不会对胎儿造成影响，只要赶快就医即可。只是有时候破羊水是由感染引起的，所以在哪个周数破水就很重要。

假如在 25 ~ 28 周破水，就有可能是感染引起的，需要积极安胎，希望胎儿更成熟一点。但羊膜已经破了，子宫内部呈现内外相通的状态，胎儿等于处在相对容易感染的环境中，所以医生会仔细观察孕妇有没有发热，阴道分泌物有没有臭味，白细胞有没有上升，并且抽血检查，才能评估是不是因为感染所引起的破羊水，以利于后续处理。34 周后破羊水就不再进行安胎，而且会尽量让产妇在 24 小时内生产，这是为了降低胎儿的感染率。

至于见红，是因为本来有个血塞堵在子宫颈，子宫颈就像不通的水管。快生的时候，血塞会松掉，不通的水管突然畅通了，此时会出现咖啡色或红色的分泌物，也就是见红。

不过，见红出现后不一定立即进入待产状态，但大概一周内会生产。简单来说，见红也是产兆的一部分，但不一定需要马上就医；相对地，假如是出现大量鲜血，则应该立刻就诊，这种大量出血及不正常出血的状况和见红不一样，如果达到 15 ~ 20 分钟就必须换一次卫生棉的量，还可能会有胎盘剥离的危险，需要赶紧就医，评估出血原因。

07 | 分娩的过程

焦虑妇："医生，我朋友怀孕期间很爱深蹲，顺产，咻一下就生出孩子了。我是不是也该试试？"

淡定林："运动很好啊，而且什么运动都好，量力而为最重要。不是一直做深蹲就好生，但有运动一定会比较好生。"

焦虑妇："可是我真的很紧张，怕自己到时候生不出来。"

淡定林："好不好生没有绝对，心情放轻松最好生啦！"

▶ 思宏的 OS ◀

对分娩过程有基本的认识后，就别担心东担心西的，好不好生都是到生的那一刻才知道，孩子会用他想要的方式出来跟你说"嗨"！

整个分娩过程，可以分为四大阶段：

第一产程：子宫颈打开至子宫颈全开（10 ~ 14 小时）。

第二产程：子宫颈全开至孩子出生（约 2 小时）。

第三产程：孩子出生至胎盘娩出（约 30 分钟）。

第四产程：胎盘娩出至生产后两小时观察（约 2 小时）。

讲到这里，你可能很好奇常听到的"开两指""全开"是什么意思，简单来说，1 指等于 1 厘米，开 10 指就是全开，也就是 10 厘米。所以常常会听闻有些孕妇感觉快生了，跑到医院却被"退货"的情况，那不是医护人员太无情，而是因为子宫颈根本还没开，加上还没破羊水，离生产的时间可能还遥遥无期呢。

在生产之前，也许旁边有人会提醒你，太矮、太肥会很难生，或是屁股比较大，就被猛夸一定生得快。说句实在话，孩子生不生得出来，要到生的那一刻才知道，什么太矮不好生、屁股大很好生，根本没有绝对，大家听听就好。

关于胎儿能否顺利生产的重点，这里提供"3P 原则"给准爸妈们参考。

1. Power

生产时，子宫收缩的力度很重要，如果收缩不够密集，且无力，就有可能需要催生，增加力度与频率，或是请孕妇起来走走、坐坐产球，以增强子宫收缩力度。

2. Passenger

指的是胎儿的大小与姿势。太大的胎儿生产产程就会拉得比较长，头也不一定有办法卡得进骨盆，所以胎儿的大小跟你的身体必须要能够匹配才有办法顺产。生产时，胎儿头朝下、面朝孕妇的尾椎侧，就是标准的姿势；如果胎儿头向下、面朝上，就是胎位稍微不正的状况，这时候就需要孕妇改变一下姿势，让胎儿转为正胎位，也就是说，趴着的胎儿是最好、最正确的胎位。

3. Passway

指的是胎儿通过的产道。如同我前面说过，太瘦小、太胖的孕妇产道较狭窄，这些都可能影响到生产过程，不过身材娇小的孕妇顺产出 4千克以上新生儿的大有人在，世事无绝对。

说了这么多，只是希望让孕妇对于分娩有基本认识。最后要提醒大家，子宫颈打开的时候，千万不要太过紧张，减少无谓的体力消耗。放轻松了，生产过程才能顺顺利利，安心等着孩子出来跟你打招呼吧！

乐
孕

08 无痛分娩，
让产程美好一点

焦虑夫 1 ："医生，我做无痛结扎要全身麻醉！"

焦虑夫 2 ："我结扎时要完全睡着！拜托不要让我有感觉！"

焦虑夫 3 ："医生，结扎时，在场会有女生吗？如果我觉得痛是不是很丢脸？"

傻眼林："……这么小的刀都要求全麻，你们应该向老婆深深一鞠躬，因为生孩子真的需要很大的勇气，好吗？当然，你们还是可以选择全身麻醉，我不会笑话你们的。"

▶ 思宏的 OS ◀

女人真的很伟大，所以没人有资格左右她们要怎么生产、要不要打无痛针，或者要睡着还是醒着，包括老公。而怕痛的产妇，请放心使用无痛分娩，医生会让你有个美好的产程。

怕痛？谁不怕？孕妇也是人，谁说生孩子一定要痛得呼天抢地踹老公？相信各位女性从小就耳闻生小孩有多痛。即将面临生产的你，如果对于未知的产痛有恐惧，我百分百支持产程中使用无痛分娩（Epidural），能够缓减阴道生产中至少90%的疼痛不适，让产程格外顺畅。

无痛分娩是一种医疗方式，在确定进入产程后，由麻醉医生从你的脊椎末端在硬脊膜外注入麻醉剂，剂量会随着产程进度调整。无痛分娩跟剖宫产的硬脊膜外麻醉方式是一样的，只要是由合格专业的麻醉医生操作执行，一般没有疑虑，也很少有后遗症，仅有少部分全程使用无痛分娩的产妇产后会有尿不出来的状况，需要暂时性的导尿，但约1天就会恢复正常。所以，无痛分娩适用于大多数人，只有部分凝血功能不正常的孕妇才不能使用。

有些人以为子宫颈必须开到两指（4厘米）才能做无痛分娩，一旦全开就得停止注射麻醉，否则产妇会不知道如何用力，导致生不出来。实际上，只要确定进入产程就可以开始使用，而且我建议子宫颈全开后更应该持续使用，不必减少无痛分娩的药物剂量。

使用无痛分娩，还是可以了解子宫收缩的情况，有使用过的产妇应该都有体会，需要用力的时候并不会真的完全使不上力，反而是一种很真实的存在感，依旧可以与自己的身体对话、体会胎儿从高到低、从内到外，一步一步缓缓下降，直到胎头娩出的感觉，不会被痛觉完全掩盖。很多孕妇生完之后都反馈说："这种感觉好棒、好真实！"而且就我的观察，因为减缓了疼痛，让身体较为放松，整个产程反而更快、更顺畅，不会有生不出来的问题。

不过要提醒大家，虽然我个人支持全程使用无痛分娩，但目前不是人人都采用这种做法，所以建议你还是与医生讨论清楚。

    关于无痛分娩最盛行的"都市传说"，当然就是"使用了以后会腰酸"。老实说，根据医学统计，不管有没有使用无痛分娩，生产后腰酸的概率都达20%～25%。这是因为生产的时候，胎儿会挤压到盆腔，骨骼的角度会受到影响，甚至导致骨骼或关节移位，这也是有些产妇生完后觉得自己屁股变大了的原因。你想，身体经过这么剧烈的变化，如果核心肌群不够力，当然就容易造成腰酸背痛了。所以说，产后腰酸其实跟打无痛针根本没有正相关性，可能是因为打麻醉时是由脊椎注入，才容易与腰酸联想到一起。

    想要避免腰酸问题，建议孕妇们不只孕期要好好锻炼自己身体肌肉的耐受力，生产过后更不能懈怠，毕竟身体是你自己的，当然要坚持对自己负责。

    最后提醒一下各位孕妇的队友（老公），如果你希望老婆还肯生下一胎，无痛分娩的钱千万不要省，有了美好的产程经验，就不怕老婆不肯再生一个了。

09 给老公的陪产心灵须知

紧张夫 A："医生，下面怎么完全没遮挡啊？"

淡定林："有啊，我有穿裤子，怎么没遮挡。"

紧张夫 B："医生，现在孩子是要从我太太下面挤出来吗？"

淡定林："啊，不然呢？"

紧张夫 C："小孩怎么会动？"

淡定林："活的小生命，当然会动啊！"

▶ **思宏的 OS**◀

陪产，可不是生完就没事了，对老婆的爱要一直持续下去哦！

接生过这么多小孩，接触过很多孕产妇，当然也在产台前看过很多陪产的队友（老公），他们有些行为真的令我匪夷所思，要么是产妇在用力，他在旁边打手机游戏；要么就是产妇痛得死去活来，他在旁边睡得像个天使……诸如此类的行为，有时真的好想用力摇晃他肩膀，问问产台上的究竟是不是他老婆。

各位先生、老公、队友，并不是我刻意要搏什么"好男人"的美名才提醒你们这些，而是对你们夫妻来说，迎接新生命真的是人生中相当重要的过程，即使无法代替老婆生产，但至少给她一点正能量，好吗？

如果对你而言，陪产不过是一起进产房，累的时候就呼呼大睡，就别怪你在老婆心中被贬至仅仅是"捐精者"的地位，以后的最大功能就是当"移动ATM"，孩子一看到你就哭。

老婆在产台上"出生入死"，你可以一边记录生产过程，协助记录孩子出生的时间、体重，检查有无异常。不管是亲眼看见或拍照、摄影记录，我相信这对你来说，都具有很重大的意义。

况且真正参与了生产过程，你才会知道产妇有多辛苦、多伟大，以后老婆刷你的卡血拼的时候，也许你就不会哭得那么大声，还会心怀感激："今天只刷了两万元！她真的是个好太太！"

总而言之，陪产的意义，不只是你人在产房内，而是应该给予老婆心理上的支持。虽然生产的确是老婆在痛，但不代表这是她一个人的事，因为你是她最亲密的队友，你的支持当然非常重要。

生产过程中有许多突发状况，你老婆的体力、心理有时不是那么稳定，即使她痛到把你掐得瘀青，也请你务必忍耐，保持幽默感，协助老婆用力、换气，让整个生产过程更顺利。

并且，身为一个好队友（老公），你该做的不只是在陪产这一刻表现良好，而应该在整个孕期尽可能陪伴老婆，了解整个过程，包括一起产检、参与孕妈妈教室等活动，都能让你更体谅老婆，两人一起经历这段辛苦又开心的岁月。

当然，我也在产台前看到很多老公哄老婆说生完去吃大餐、买包包等，但老婆生完他马上"失忆"。虽然我也知道坊间流传"宁可相信世间有鬼，也不要相信男人那张嘴"的说法，但我还是想提醒各位队友（老公），绝对不是生完就没事了，你对老婆和家庭的爱与关心应该要持续一辈子。

乐孕

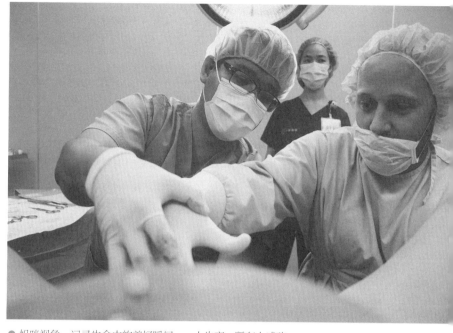

● 妈咪视角，记录生命中的美好瞬间，一人生产，所有人感动。

图片提供 / Instagram@hanny_bobanny、@memywifeandmycat

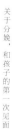

关于分娩，和孩子的第一次见面

10 要不要催生？

诊间对话

焦虑妇 A："人家都说催生比较痛，是真的吗？"

焦虑妇 B："我听说催生好像很容易吃'全餐'。"

焦虑妇 C："有人跟我说千万不要催生，直接剖宫产就好了。"

淡定林："人家是谁？从哪听说？认真听我说就好了。"

▶ **思宏的 OS** ◀

都到了要不要催生的关键时刻，不要再对荒谬的谣言深信不疑了。

出门诊时最常被问到的问题中，"催生"绝对榜上有名，而且夹杂着许多让我觉得头晕的疑思。

想了解催生，我先用个比喻来说吧，大家都烤过肉，即使你是负责吃的，应该也看过木炭跟火种吧？其实催生就像烤肉时烧炭的火种。烤肉时，绝对不是用火种来烤肉，而是通过火种协助木炭烧得更旺，最终依旧是靠木炭来把肉烤熟。催生就是同样的道理，催生用的药剂，不管吃的、塞的，还是注射的，目的都是引发自主性子宫收缩，绝不是靠催生药物本身把孩子催出来，而是靠催生药物诱发子宫自发性收缩，进而顺利地将胎儿生产出来。

所以，催生真的不是什么恐怖的事，也不是每个人都需要催生，但出现以下几个情况时，建议进行催生。

1. 胎儿不适合待在子宫里

如果通过胎心音监测装置发现胎儿心跳不稳定、变异性不佳，或出现母体血压上升，有可能是子痫前症等情形；或者产前已确诊胎儿异常，出生后需要儿科的照护或是外科医生医疗团队必须马上接手动手术，这时选择进行催生，后续的医疗照护时间比较好安排。

2. 超过预产期

通常只要胎儿够大，又已满40周，基本上就可以进行催生，甚至有的胎儿待到41周还在孕妇的肚子里舍不得出来，更建议要催生。别超过预产期太久，避免孩子过大造成难产，而且，这时候孕妇应该也很想赶快解脱。

3. 待产母体不堪重负

很多孕妇到怀孕后期，身体已经快撑不下去了，顶着大肚子怎么都睡不好，全身酸痛，严重影响生活。这种状况下，只要胎儿已满39周，都可在预产期7天内进行催生。

当然，很多孕妇因为不了解催生，又因为听到"人家说""别人说"的各种谣言而感到忧虑，那我不得不告诉你们：若怀孕已满 39 周，且住处离医疗院所遥远，就可以进行催生。此外，满 39 周到 41 周催生还有以下几项好处：

第一，减少在路边生产的机会。听起来像乡土剧桥段对吗？其实是有可能的，尤其是怀第二、三胎，已经有生产经验的孕妇，如果不想在大马路或街边迎接新生命，就可以考虑催生。

第二，免去提心吊胆的疑虑。这应该很好理解吧！怀孕后期，孕妇每天想着胎儿什么时候要出来，想到头发都白了，不如催一催、生一生，也省得成天担心他突然在不该出来的时间蹦出来。

第三，减少胎儿心跳不稳的状况。39 ~ 41 周，母体胎盘还没老化，子宫收缩也较稳定，此时出生的胎儿心跳会比较正常，也能避免其因胎盘老化而吸入胎粪的状况发生。

第四，避免乙型链球菌检测为阳性的孕妇来不及打抗生素（参考 P189）。

至于催生会不会比较痛，答案是不会。

孕妇会有这种疑思是因为，一般阵痛的间歇性疼痛会逐渐增强，催生就是诱发进入更频繁的宫缩阶段，所以会让人误以为催生比较痛，其实只是长痛跟短痛、早痛或晚痛的差别，并不会比较痛。不过如果真的很恐惧疼痛，跟医生讨论后，可以早点进行无痛分娩。

当然，绝对不是所有孕妇到了 39 周都一定要催生，只是希望大家在医生建议最好催生的关键时刻，不要再被一些谬论干扰，可以好好选择自己最想要且对胎儿最好的方式。

11 会阴侧切其实没那么可怕

淡定林："来，我帮你检查一下伤口，有没有什么不舒服的？"

产后豪放妇："就是会阴部的伤口还是挺痛的……"

淡定林："伤口看起来一点也不肿，可能医生是想帮你缝成 18 岁，所以缝线紧紧的拉扯感让你感觉好像在痛，再过几天就好了！"

产后豪放妇："那我可以再痛一点没关系，不然都没感觉……"

淡定林："……"

▶ **思宏的 OS** ◀

会阴侧切没这么恐怖，只要经过适当缝合和运动，还是有可能恢复到产前的状态的。

对很多怀第一胎、还没有生产经验的孕妇来说，会阴侧切好像是件令人闻风丧胆的事情。其实医生不是刽子手，也不是每个顺产的孕妇都必须会阴侧切，而是要视情况而定。

你想嘛，本来只有 3 厘米宽的阴道口，要挤出头直径有 10 厘米大的婴儿，若会阴弹性不足，很容易有撕裂的风险，甚至可能一直撕裂到肛门。所以会阴侧切只是让阴道口变大的一种方式，避免伤口撕裂得太不规则。也就是说，如果阴道弹性够好，也可以逃过一剪。

至于怎么加强阴道弹性，除了运动之外，怀孕后期就可以开始进行会阴按摩，增加肌肉的韧性与张力，有助于减少生产时会阴撕裂的风险。可以自己按摩，也可以请队友（老公）帮忙。

当然，也不是说勤运动和按摩，就能百分之百保证不必会阴侧切，大家"闻切色变"的两个原因通常是：疼痛和阴道松弛。关于疼痛，老实说，通常那一刀下去，当下孕妇正因为生产痛得死去活来，是不会有感觉的，更何况医生本来就会给孕妇打局部麻醉，而且部分孕妇还有无痛分娩的加持，所以只是"听起来很痛"。

至于孕妇会特别担心顺产会不会导致阴道松弛，老实说，曾产出过一个婴儿，产道很可能会比较松，但由于生产所造成的伤口是干净的，加上会阴部血液循环很好，只要经过适当缝合，顺产缝合的伤口只需要 3 ~ 5 天便可复原，加上凯格尔运动或提肛、缩肛等运动，还是可以让阴道恢复弹性的。倒是因为生产过程承受了胎儿强烈的挤压，会痛的地方不只有伤口，伴随而来的是产后 1 ~ 2 个月还有的微肿痛，甚至结痂后的皮肤会变得较硬，还会因生产时太用力而形成痔疮，这些可能就需要一些时间来恢复了。

如果此时急着"开机"，就有可能会引发疼痛，让你对性生活产生排斥感，久而久之就越来越没"性"致。既然是夫妻，就应该多体谅对方一点，可以请老公试着了解，发生性行为时，会不会让老婆觉得疼痛、不舒服。平常也可以帮老婆按摩会阴，不仅有助于放松肌肉，也能增进夫妻情趣。再说，阴道松紧度不完全等同于性生活的美满程度，夫妻间的性生活应该更重视心灵的契合，而不是只在乎下半身。产后性生活变得没那么美满，很大一部分原因是心理因素，而非身体的改变。

12

嗨！宝宝！
关于新生儿

淡定林："恭喜！是个 3200 克的健康宝宝！"

顺产妇："呜呜呜，终于，孩子你有看到妈妈的假睫毛吗？"

淡定林："哈哈哈，原来产妇界流行产前种假睫毛是为了给宝宝第一好印象。"

▶ **思宏的 OS** ◀

刚出生的胎儿如果哭得很大声，基本上就是没有太大问题的健康宝宝。

阿普加评分（Apgar Score）是胎儿出生的第一个分数。每个新生儿都会在出生后的1分钟及5分钟，由医护人员对他进行评分。评分项目包含呼吸、心跳、皮肤颜色等，如下表：

Apgar Score: _____ 分（1分钟）_____ 分（5分钟）

项目	0	1	2
心跳速度	无	慢，100次/分以下	100次/分以上
呼吸效率	无	慢，不规则	有哭声，规则
肌肉紧张度	软弱	四肢弯曲	良好
对鼻管反应	无反应	皱眉蹙眉	咳嗽或打喷嚏
皮肤颜色	发紫	躯干红色	全身通红

7分是合格的分数标准，如果出生5分钟后，新生儿的阿普加评分还没达到7分，就可能是有窘迫的状况，需要积极照护；如果1分钟到5分钟分数的状况是"4分转8分"，那就代表医护人员处置得宜，孩子很健康。

你一定听妇产科医生说过，如果新生儿出生后会哭，基本上就没有问题，因为只要他一哭，连带表示呼吸、心跳无大碍，总不可能有哭声、没心跳吧。简单来说，新生儿只要有哭，等于已经有7分合格分，爸妈就可以放心啦，所以如果算分数太复杂，那就告诉自己"宝宝有哭就好"。

除了利用阿普加评分评估新生儿状况，胎儿一出生时，我习惯请准爸爸或是产妇自己来为新生儿剪断脐带。对我来说，这是个跟吃饭睡觉一样平常的例行动作，但是对刚迎接新生命的夫妻来说，是一个重要的仪式，象征孩子完全成为一个独立的个体，成为家庭的新成员。

为什么胎儿出生后有没有哭很重要？因为他一哭，肺部才会扩张，促使他开始换气。但是从刚出生到开始换气的这段转换过程，不是每个新生儿都能立刻上手，在新生儿还无法自己换气之前，未剪断的脐带能够提供稳定的血氧来源，让新生儿有充裕的时间适应新环境，学着自己换气。

一般情况下，新生儿出生后，我们会延后 1 ~ 2 分钟剪脐带，这对他的帮助最大。2014 年 6 月美国儿科医学会杂志（JAMA pediatrics）刊登的研究指出，"延后断脐"对改善新生儿贫血、脑内出血，及减少新生儿败血症都有益处，特别是在早产儿、极低体重儿的预后上有显著的差异。所以各位爸妈不要太急着剪脐带，让孩子再跟妈妈相连一下吧。但超过 3 分钟以上的延迟断脐，反而会增加新生儿黄疸的风险，所以不要一味地延后断脐，我们还是要掌握一下时间。

新生儿一出来，其实也会有几个比较特殊的状况，简单说明如下：

1. 脐带绕颈

在门诊，"脐带绕颈怎么办"是最常被追问的问题之一。其实脐带绕颈是非常常见的现象，但不知道为什么，老是让人联想到胎死腹中，给孕妇带来莫须有的恐惧和疑思。

其实胎儿在妈妈的肚子里，本来就会动来动去，在这动来动去的过程中，就很容易发生脐带绕颈、绕手脚的状况。根据统计，至少有20% ~ 30% 的胎儿会有脐带绕颈的状况发生，既然这么常见，说明这也不是个该让孕妇担心到吃不下、睡不着的严重问题。

一条健康的脐带外面都被一层非常滑溜而且柔软、具有弹性的 Wharton's Jelly 所包覆保护着，这层物质可以有效地保护脐带，在其受到挤压甚至打结的时候，确保脐带内的血液维持流动。再者，胎儿在肚子里是不会呼吸的，根本不用担心脐带绕颈会造成其窒息。

所以，关于脐带绕颈，就把它当成生产时看到的小惊喜，它真的不会对胎儿造成很大影响。即使怀孕中知道有脐带绕颈的状况，干脆傻傻当作不知道会比较舒心，总不能先帮胎儿解开再塞回去继续怀孕吧？

2. 胎粪吸入综合征

胎粪吸入综合征几乎都是在生产或待产时发生，假如孕妇胎盘功能不佳，或者胎儿出现心跳减速、胎儿窘迫的状况，就会让胎儿的肛门括约肌放松进而将胎粪解入羊水当中。一旦胎儿状况不好，呼吸急促，就有可能吸入胎粪，造成胎粪吸入综合征。

而肺部、气管本来就应该要呈现扩张状态，偏偏胎粪又很黏稠，吸入胎粪会导致胎儿难以呼吸，引起换气不足、缺氧等现象，也容易引发肺炎。

所以一旦在待产过程中出现胎儿心跳减速、胎儿窘迫的状况，就需要很谨慎地评估是否有胎儿解胎粪的情况，或是破水明显看到羊水呈现黄绿色，就表示胎儿确实在子宫内有解胎粪，我们应该尽快让胎儿从子宫内娩出，减少继续吸入胎粪的可能性。

胎儿出生后，若呼吸的情况、血氧浓度并不好，最积极的处理方式就是紧急插管，将黏稠的胎粪从胎儿气管内抽吸出来，并配合胸部 X 摄片、抗生素及呼吸器的使用来改善胎儿的呼吸状况。一般来说，只要没有造成永久性的缺氧性脑损伤，新生儿的预后都是良好的。

3. 锁骨骨折

有句话说"头过身就过"，生小孩也一样。生产时如果胎儿太大、产道太窄，当胎儿的头挤出产道后，医生就会从他的前肩或后肩协助，将他拉出产道，这时候胎儿肩膀很容易"喀"的一声受伤，也就是锁骨骨折。

但其实大部分锁骨骨折只是裂伤，而不是错位，真的没有你想象中新生儿刚出生就要打石膏这么惨，而且这种裂伤一般在两个月之内会自行复原；即使真的发生错位也不用紧张，稍微固定一下就好，也不必担心会有什么后遗症，通常会自行痊愈。

4. 新生儿黄疸

胎儿出生后 3 ~ 7 天是发生新生儿黄疸的高峰期，一般来说，新生儿黄疸可分为生理性黄疸及病理性黄疸。生理性黄疸是新生儿体内有过多的血红素需要被代谢而产生较多的胆红素，以及肝脏成熟度不佳造成胆红素排出体外的速度较慢所引起；而母婴血型不合（ABO 溶血、RH 溶血）、蚕豆病等则容易引起病理性黄疸。

大部分情况下，新生儿黄疸不需要太过担心。目前医学界对于黄疸指数的标准也越来越宽松，通常只要接受特定 425 ~ 457nm 光谱的蓝光照射治疗就可改善。假如接受照光治疗超过 2 周却不见改善，就需要积极找出造成黄疸的原因，并进一步治疗。要知道，把新生儿推出去晒太阳是无法帮助黄疸消退的哦！

13

新生儿之外，
产妇的产后并发症

焦虑妇："医生，我多久可以运动？"

淡定林："坐月子期间好好休息，伤口愈合后再运动吧！"

焦虑妇："医生，可是我觉得我好胖，也觉得自己很不会照顾宝宝……"

淡定林："一定要保持乐观正面的心态，没有人一开始就会当妈妈，而且照顾孩子是全家人的事，请让老公一起分担。"

▶ 思宏的 OS ◀

产妇面对产后身体和心理的变化，别操之过急，慢慢来，并寻求老公与家人的协助，你快乐、小孩健康，那就是最棒的育儿方法。

怀孕生产是段辛苦的过程，孕妇身上总会发生许多变化，却无法随着胎儿的出生而瞬间恢复原状，包括痔疮、漏尿、阴道松弛，甚至是产后抑郁，这些都是产后得继续面对的问题。

我们称产后的 6 周（42 天）为产后复旧期。按理说，过了复旧期，产妇的恶露应该要排干净、子宫恢复原位以及痔疮、漏尿等并发症都应该有明显缓解，产妇身体基本恢复到生产前的状态。

如果产后症状还是很严重，请各位不要坐视不理或者不好意思求诊，记得赶快来看医生。以下针对几种状况，提供一些改善的建议。

1. 痔疮

很多生产后的产妇都说，会阴部伤口没什么感觉，反而痔疮痛得要命。这是因为怀孕时由于腹压增加导致静脉曲张，血液循环变差，加上怀孕时容易便秘，就很容易长出痔疮。生产时一用力，痔疮就外翻出来变成外痔，成为很多产妇产后的"痛"。

假如长出痔疮，建议采取温热水坐浴，可以促进血液循环，达到消肿的目的；或者是通过外力改善，包括肛门塞剂、外用药膏涂抹患处等。

一般来说，生产之后腹压减少，加上产后的照护，无论是怀孕期间或生产时出现的痔疮，在产后 1～2 个月就会完全恢复。但假如在这段时间后仍未见改善，甚至出现大出血的现象，建议就医，经过评估后可以手术割除痔疮。

2. 漏尿

漏尿通常发生在顺产的产妇身上，由于生产时挤出一个胎儿，可能导致阴道松弛或肌肉拉伤，甚至是骨盆底变松，日后大笑或打喷嚏时就会出现漏尿的状况，防不胜防。

避免产后漏尿的方式不外乎两个：第一，胎儿不要养太大；第二，不要急产。不过这些都不是人为可以完全控制的。所以建议产后用骨盆束带帮助移位的骨骼回到原状，并且多做凯格尔运动，以及有空就做肛门解大便的动作训练一下骨盆，或者是小便时不要一次完，趁小便时试着"hold 住"尿液，一次小便练 3 次。这些小动作都有助于改善漏尿情况。

同样的，漏尿的情况应该也会在产后复旧期获得改善，如果症状还是很严重，可以选择阴道紧实激光，促使阴道侧壁及前壁的肌肉收缩，改善漏尿；但假如是盆底肌肉或韧带松弛导致的漏尿，依照症状的严重程度，有可能需要进行尿失禁治疗手术。

但别以为产后没漏尿就没事，许多人很有可能在生产过程中盆底已移位，但年轻时还可以靠着旁边的肌肉协调勉强撑住。一旦年纪大了，肌肉也变得虚弱无力时，生产时造成的问题就会出现，这也是很多上了年纪的女性容易出现漏尿的原因。

3. 产后忧郁症

怀孕时备受呵护，生产后全家人的注意力都放在新生儿身上，有些产妇会觉得不适应，还没意识到自己的角色已经转换。于是，看着镜子里身材走样、黑色素沉淀的自己，一边还要烦恼自己能否成为一个好妈妈，巨大的改变排山倒海而来，让很多产妇陷入不开心的情绪中，逐渐发展成产后忧郁症。

可能很多人会说"想这么多干什么"，但我觉得，当母亲的就是很难不去想。所以，我希望每个产妇都要保持乐观正面的心态，身材走样了，那就加快脚步运动、控制饮食，恢复身材的同时也能重拾信心。

通常顺产的产妇等到伤口恢复后1～2周便可以开始运动，剖宫产的产妇则2～4周后就可以开始运动，因为运动会加速血液循环，所以伤口会有些胀痛的感觉，很正常。

需要注意的是，生产后做运动千万不要操之过急。我知道你很想赶快瘦下来，也想赶快恢复紧实身材，但如果有肚子痛、出血等现象，一定要马上停止，否则一边负重训练一边流血，岂不是很伤身体？

此外，虽然生孩子只能由你来生，但照顾孩子，则是全家人的事，不要把所有责任都揽在自己身上。身为老公，也不要觉得在"帮忙"带小孩，小孩你也有份，本来就该一起分担。

其实生孩子不一定要照书养，凭空给自己太大压力，不见得专家说的才是好方法，只要你快乐、孩子健康，那就是最棒的育儿方法。

而且现在有很多网络社群、群组，你可以试着加入一些妈妈群，关于育儿的疑思、恐吓不用太认真听，重点是这些群组会让你知道，在育儿的这条路上你不孤单，还有很多跟你一样会彷徨、担心，但还是非常努力的母亲。

无论是对于自己，或是对于照顾孩子，你都必须有充足的信心，告诉自己：你会是个好妈妈，不要轻易放弃。假如你真的很不开心，也务必要懂得求救，让适当的医疗照护协助你重拾笑容，千万不能闷在心里。

一胎的医生，一生的朋友

看到最后，是不是觉得怀孕其实也基本上百无禁忌？好像根本没什么大不了。对！怀孕不是生病，真的没有必要把自己搞得很紧张。妇产科医生就应该是一个解压者的角色。说来很奇妙，你可能看过非常多不同科的医生，但对接生的妇产科医生却是一辈子印象深刻。

"那当然呀，你都把我看光光了！还不负责吗？"你可能会这么想。

也是的，很多人说妇产科男医生可能是这个女人结婚后的第二个男人，是好是坏，都会记住一辈子。妇产科医生是一门很特别的工作，尤其像我这样的纯产科医生，接触的几乎都是喜悦的事，这也是这门工作的最迷人之处。我常常说，我是整个医院里面唯一没有患者的医生，因为来看我的都不是生病的人，而是怀孕的女人。

因为是喜事，因为没什么大不了，所以在整个孕期的几次产检当中，实在没必要酸言酸语或是把气氛搞得很僵。我的工作就是在有限的时间内提供必要的孕期咨询，在孕妇及其老公的选择下进行各项怀孕风险评

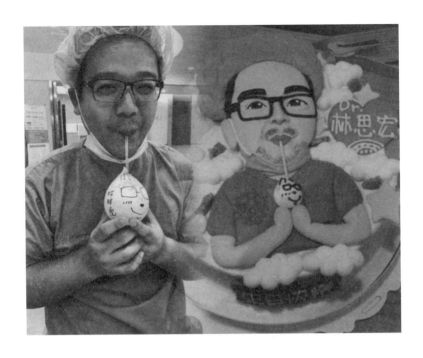

估，降低胎儿出生后异常的可能性。如果这几点做到了，剩下的时间就
是属于我们构建彼此感情的时光。一直以来，我都希望能够在诊室营造
欢乐轻松的气氛，因为我把大家都当成我的家人、我的朋友。回头想想，
一个孕期产检大概 10 次，每次门诊 5～10 分钟，加上生产、回诊，我
们总共相处的时间可能不到一天呢！能不好好珍惜吗？

　　拜现在社群媒体及网络自媒体的发达所赐，我可以定时提供卫教资
讯给大家，与孕妇及其老公有机会在诊室外有更多的互动，甚至很多初
诊的孕妇一踏进诊室就好像跟我很熟一样，因为我会说的话、会打的比喻、
会给的建议，她都了如指掌！这是一件好事，因为我在诊室能够看的孕
妇有限，但通过网络将正确观念及正能量传达给有需要的孕妇，是无限的。

"一胎的医生，一生的朋友"，或许在产科的专业知识上，我比你要懂得更多，可以协助你度过这几个月的美好旅程。但在人生的各个层面当中，我们可能会转换角色，你才是我运动、美食、旅游的医生，提供给我健身、瘦身的方法；或告诉我哪些地方好吃、好玩、好逛；或是在我需要协助扶持时，顺势帮我一把。在此由衷地感激每一位在我生命中已出现和可能出现的贵人！

让我们成为一生的朋友吧！

禾馨医疗运营长　林思宏

孕期疑思 50 问

诊室里每天都会出现 10 次以上的疑问，一次解答!

1 **Q：生不出男宝宝是媳妇的问题？**

A：通常生男生女是老公决定的，跟你多吃菜还是多吃肉没有关系，至于网络上盛传的"生男生女清宫表"，好像煞有其事，但是真的吗？有学者做过研究，2017 年 2 月《中国社会医学杂志》一篇文章分析了清宫表是否能准确预测胎儿性别能力。该分析收集了 107 个孕妇案例，以她们的受孕月份和孕妇农历年龄，分析清宫表预测生男生女的准确度。结果显示清宫表准确度为 48%。以不同排卵月分析，清宫表预测准确率为 36.6% ～ 66.7%。以不同母亲年龄分析，清宫表预测准确率则为 39.1% ～ 41.9%。分析又指出，预测第二胎时，清宫表准确率为 56.7%。

所以，生男生女一切已注定，想要男或想要生女最好的方式就是虔诚祷告。

2 **Q：怀孕没满 3 个月真的不能说？**

A：怀孕前 3 个月不能说的习俗，好像有点道理，不过不是因为说了会留不住宝宝，而是怀孕前 3 个月（13 周之前），本来就有很多不健全的胚胎等着被淘汰；3 个月之后做过相关检查，且胎儿相对稳定，这时再公布喜讯显得更恰当。

3 **Q：怀孕要多躺多休息，千万不能运动？**

A：怀孕又不是生病，孕妇不是患者，患者才需要多躺多休息。孕期吃的东西比较多，且需要多活动来促进胎盘血液循环，适量运动绝对是好事。

4 **Q：怀孕可不可以吃冰？**

A：冰进到肚子里也只是水，喝热汤都不怕烫到宝宝的话，吃冰当然也可以！但过犹不及，适量解解嘴馋即可。

5 **Q：孕妇吃酱油，宝宝会变黑？**

A：按照这种说法，黑人喝牛奶就会生出白人宝宝吗？如果孕妇怕吃太咸的酱油，可以少吃点，但吃酱油宝宝会变黑是无稽之谈。

6 **Q：怀孕不能穿高跟鞋？**

A：如果怀孕前就常穿高跟鞋走路，还可以全力冲刺，怀孕后还是可以考虑穿，但要注意时间不要太长。宜选鞋跟较粗、较稳的鞋型。久穿容易腰酸背痛，量力而为吧。但如果怀孕前就很少穿高跟鞋，只是挺着大肚子要去参加朋友的婚礼时想要穿高跟鞋，那我就不建议了，以免得不偿失。

7 **Q：孕妇睡觉一定要左侧躺？**

A：随便你要左侧、右侧、大字形，还是正正地躺，只要睡得着的姿势就是好姿势，勉强自己用不习惯的姿势睡觉反而睡不着，对宝宝也不好。

8 **Q：怀孕吃海鲜会生出过敏儿？**

A：能不能吃海鲜，取决于你本身对这种海鲜会不会过敏。假如孕前不会，孕期还可以放心吃。还有一点，许多人把海鲜新不新鲜跟过不过敏混为一谈，许多吃了会起疹或是出现腹泻的症状，其实是吃了不新鲜的海鲜所造成的，而不是一种过敏反应。所以，怀孕前有在吃的或是常吃的东西，就尽管吃吧，没问题的。

9　**Q：孕吐很严重，但是吃药止吐好像不太好？**

　　A：许多人怀孕后视西药为毒药，但都觉得中药是可以食用的。其实不管中药西药，只要是合格医生开的就不需要担心。孕吐通常可以靠吃酸的东西，如醋、酸梅、柠檬这类食物改善，吃姜片及喝汽水也会很有帮助。孕吐通常在12周之后会渐渐缓和，如果怀孕中后期还是吐得很严重，可能是甲状腺有问题，建议尽快就医。

10　**Q：吃麻辣锅会早产？**

　　A：是把整个锅子也吃下去了吗？

11　**Q：怀孕不能骑自行车？**

　　A：其实可以骑，只是挺着大肚子平衡感会变差，容易摔倒，所以想骑的话还是选择室内自行车吧。

12　**Q：有毛的东西不能吃？**

　　A：如果怀孕前吃有毛的东西就会过敏，那怀孕时就更不要吃。还是那句话，本来就有在吃的东西，怀孕后依然可以照常吃。

13　**Q：怀孕时行房会戳到胎儿？**

　　A：哈哈哈哈哈哈哈！想太多了，不要太高估老公的能力。

14　**Q：孕妇吃素，宝宝会营养不良？**

　　A：素食者的蛋白质来源的确较为有限，假如连奶、蛋都不吃，就必须多吃坚果、豆类、玉米等来提供蛋白质。建议素食者要多补充维生素B_{12}，还有维生素D也是不可或缺的。

15　**Q：孕妇熬夜很糟糕吗？**

　　A：孕妇一天最好有6～8小时的睡眠时间。熬夜没关系，重点在于睡眠时间要足够，睡眠不足很容易造成肌肉疲乏、紧绷，甚至会出现抽筋的症状。

16　**Q：怀孕时完全不能喝茶和咖啡？**

　　A：怀孕时完全不能碰的只有烟酒。孕妇一天摄取咖啡因的量最好控制在200mg以内，现在很多连锁咖啡店都有提供饮品的咖啡因含量，大家买单之前记得先看清楚。

17　**Q：孕妇可以擦指甲油、烫染发、化妆吗？**

　　A：基本上只要选择成分安全的产品就是可以的。如果还是不放心，就尽量避免在孕早期（8～13周）使用，因为这是胎儿器官的快速发育期，应尽可能减少影响胎儿的风险。

18　**Q：怀孕初期就腰酸背痛，贴酸痛贴布有效吗？**

　　A：怀孕初期明明肚子还没大起来，之所以腰酸背痛，其实是因为胃肠蠕动变慢。所以，你该做的是改善消化状况，这时候贴酸痛贴布是无效的。

19　**Q：怀孕中期腰酸背痛怎么办？**

　　A：怀孕中期因为肚子变大、姿势改变

而导致腰酸背痛，你需要一张好床，让
自己在睡觉时能获得充分的休息。

20　**Q：怀孕后期腰酸背痛怎么办？**

　　A：怀孕后期肚子变得更大，身体的负
担更重，这时候应该善用托腹带，或
者用手抱着肚子减轻负担。此外，游
泳或是泡澡，对缓解腰酸背痛也是很
有帮助的。

21　**Q：孕妇可以骑摩托车吗？**

　　A：和自行车一样，如果本来就会骑，
可以骑，注意平衡、防止摔倒即可。

22　**Q：孕期常常耳鸣怎么办？**

　　A：怀孕时因为软组织水肿，很容易引
起耳鸣，所以适量吃点利尿的食物和多
运动，都能有效消肿，改善耳鸣，如果
症状严重，建议咨询医生。

23　**Q：宝宝规律胎动是打嗝吗？**

　　A：这是宝宝神经反射造成的动作，不
是打嗝（因为没有空气被嗝出），也
不是抽筋，是再正常不过的现象。

24　**Q：宝宝动得好厉害，会不会有多
动症？**

　　A：胎儿只有动太少的时候需要多加注
意，只要不是突然一下子剧烈地动，
就不用太担心！

25　**Q：子宫一收缩就应该要安胎，不
安胎就会早产？**

　　A：事实上，子宫在孕期会收缩是再
正常不过的事，只要不会痛，频率

规则、不频繁（每小时少于6次），且
休息就会改善，就不会有早产的可能
性。还有，安胎药只能减少假性子宫
收缩，并没有安胎的效果，所以请不
要把安胎药当成怀孕圣品来"供奉"。

26　**Q：怀孕牙痛只能忍到生产后？**

　　A：孕期可以洗牙、根管治疗、照X
光，所有牙齿方面的治疗都可以进
行。孕妇要更注意牙齿保健的问题，
牙痛千万不要忍。

27　**Q：怀孕后期鱼油要停服？**

　　A：鱼油是鱼做的，你有听过怀孕后期
不能吃鱼的消息吗？鱼油富含的DHA
对宝宝很好，可以一直吃到生，甚至
还有可能要加量。

28　**Q：我不知道自己到底是分泌物多、
漏尿，还是破羊水？**

　　A：只要胎儿的头没有像浴缸筛子一
样堵住，一旦破水就像洪流，跟分泌
物、漏尿是两回事。如果还是分辨不
出来，抱着肚子摇一摇，破羊水会让
肚子皮肤不再那么紧绷，你会分辨得
出来的。

29　**Q：有子宫肌瘤，怀孕会早产？**

　　A：子宫肌瘤不会导致早产，但有可能
造成胎位不正。

30　**Q：顺产后阴道会松弛，性生活会不
美满？**

　　A：性生活是否美满，跟身体变化没有
绝对关系，心理因素反而影响较大。

31 **Q: 36周后就必须开始请假待产?**

A: 没有这样的规定，一般来说预产期抓得准，几乎都是38周之后才会生产，太早请假有时候反而没事干，接近预产期或是有产兆时再请假即可。

32 **Q: 过了预产期，一定要催生?**

A: 因人而异，如果过了预产期，若是胎盘功能良好，就不必催生；假如胎儿太大，孕妇骨盆相对较狭窄，或医生判断有需要催生的理由，那就需要安排催生。

33 **Q: 催生对妈妈、宝宝都不好? 会不会比较痛?**

A: 在专业、安全的状态下催生一般没问题，甚至可以不用搞得很仓促或手忙脚乱。再者，催生可以先行安排无痛分娩的注射，所以催生有时反而更不痛，当然也必须要麻醉科医生配合。

34 **Q: 待产时喝蜂蜜水，开指比较快?**

A: 如果你觉得会变快就喝吧，其实没有区别啦。

35 **Q: 子宫颈全开了就一定得顺产?**

A: 不一定，还是要尊重产妇本人的想法。

36 **Q: 打无痛针分娩会腰酸?**

A: 使你腰酸的是怀孕及生产这件事，挺个大肚子、历经强力的挤压，身体本来就很容易酸痛，跟无痛分娩无关。只是因为麻药是从脊椎末端注入，才往往被误会是引起腰酸的原因。

37 **Q: 任何体质都能无痛分娩吗?**

A: 无痛分娩适用于大多数人，唯有本身有血液凝固方面的疾病，或是长期服用阿司匹林的孕妇不适合无痛分娩，这点需由医生进行专业评估。

38 **Q: 脊椎侧弯的孕妇可以无痛分娩吗?**

A: 脊椎侧弯的孕妇可以无痛分娩，反而体形太胖、水肿太厉害的孕妇才比较不容易进行无痛分娩。

39 **Q: 无痛分娩真的完全无痛吗?**

A: 其实应该要称为"减痛"分娩，文献统计至少能减少90%以上的产痛，当然要搭配好适当的呼吸法，且老公真诚的陪伴有时对于疼痛的减缓更有帮助哦。

40 **Q: 会阴侧切后该怎么保养?**

A: 会阴部的血液循环很好，所以伤口几天之后就会愈合，不需要特别涂抹太多药品。如厕后用自来水将会阴部冲洗干净即可。

41 **Q: 便秘很多天，生产时解大便了怎么办?**

A: 别担心，我们是专业的，早就习惯了。

42 **Q: 有些无痛分娩的麻醉剂量是自控式的，打了会不会有后遗症?**

A: 打无痛针不会有长期副作用，只是有可能在当下没有解尿的感觉，需要医护人员协助导尿。

43 Q: 生产时宝宝锁骨骨折了怎么办?

A: 生产时听到宝宝锁骨骨折声不要太紧张,这是宝宝挤出产道时因挤压造成的锁骨裂伤,通常两个月内会自己痊愈,是很常见的现象,不需要任何治疗及特殊照护。

44 Q: 坐月子不能喝水?

A: 这种流传几百年的禁忌,是因为古代只有井水或地下水,且比较多细菌。现在几乎都是自来水,只要煮开、卫生就放心喝,喝水总比喝含糖饮料好啊!

45 Q: 坐月子不能洗头?

A: 以前没有吹风机,头湿湿的,吹风容易着凉,现在洗完头赶紧吹干当然没问题。

46 Q: 有乙型肝炎的产妇可以哺乳吗?

A: 宝宝通过胃肠道吸收母乳,而不是通过血液,所以哺乳是没问题的。

47 Q: 哺乳时可以擦指甲油、烫染发、化妆吗?

A: 保养品、化妆品、美发药水等外来物质,身体基本上4小时会代谢一次,一旦使用之后就间隔4小时以上再进行哺乳,原则上不会有太大影响。

48 Q: 生产是不是一定要会阴侧切?

A: 这个必须视情况而定,会阴侧切的目的是要增加胎儿娩出时骨盆出口的大小。会阴侧切还可以让撕裂的伤口更整齐一些,当然如果出口够宽大,则可以不用会阴侧切。再者,说老实话,真正侧切时你并不会有任何感觉,当下你可能只是死命地想要把孩子生出来,根本不会感觉到任何不适感,记得先跟你的主治医生沟通。

49 Q: 怀孕重多少算是正常? 多吃孩子会比较大吗? 少吃孩子会比较小吗?

A: 怀孕因为消化吸收会变好,跟怀孕前吃一样多的东西,体重一般就会上升5千克,所以整个孕期增加8~12千克是正常的。吃多吃少、体重增加多少跟孩子大小真的一点关系也没有。希望胎儿体重增加,孕妇应该多运动来改善胎盘的血液循环,可以增加抗氧化类食物的摄取,比增加食量或增加热量的摄入更有帮助。

50 Q: 怀孕可不可以出国旅行?

A: 怀孕当然可以出国旅行,因为出国跟在国内其实没有任何差别,所以只要身体状况许可,是没有问题的。旅途中如果要乘坐飞机,海关检查的扫描仪并不会对胎儿的安全造成影响,高空辐射也并不会影响胎儿,请放心。但如果是长途飞行,建议多起身动一动,不然会增加下半身水肿的可能性。

以上问题,如果你和老公、婆婆、妈妈能够有正确的概念,相信你在孕期会是个沉浸在幸福和快乐中的孕妇。